Marlene Weinmann
Schmerzfrei durch Fingerdruck

Weltbild

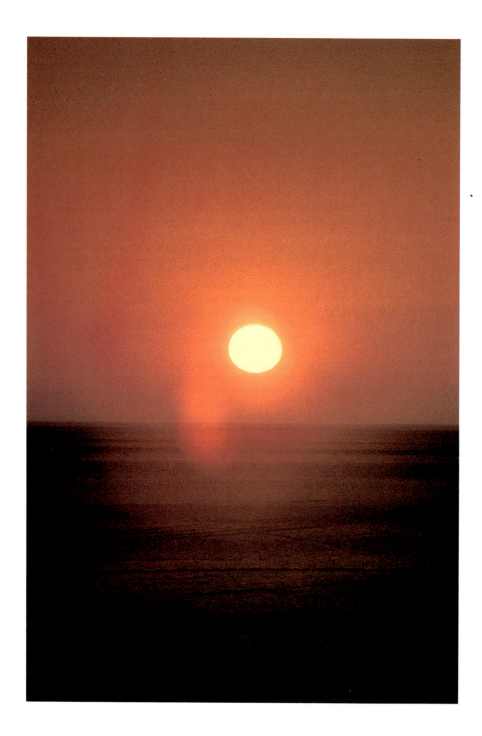

Marlene Weinmann

Schmerzfrei durch Fingerdruck

200 Akupressurpunkte gegen die häufigsten Beschwerden

Weltbild

Inhalt

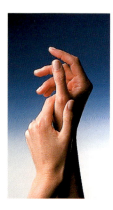

Durch gezielte Berührung mit der eigenen Hand die Lebensenergie – das Qi – zum Fließen bringen.

8	**Einleitung**
8	Harmonisierung der Lebensenergien
9	Heilen von eigener Hand

10 Heilen im Reich der Mitte

10	**Harmonie von kleinem und großem Kosmos**
11	Den Gesetzmäßigkeiten folgen
11	Ganzheitliche Heilung
14	Vorsorgen statt nachträglich kurieren
14	**Die fünf Elemente**
15	Eine faszinierende Theorie
18	**Yin und Yang – immer währender Austausch**
18	Gegensätzliche Pole
20	Qi – der Fluss des Lebens
21	Essen für das gesunde Gleichgewicht

24 Die Heilkraft der Hände

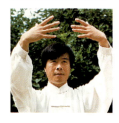

Der Mensch ist Teil des Ganzen und zugleich selbst ein Ganzes: ein Mikrokosmos im Makrokosmos.

24	**Das praktische Einmaleins der Akupressur**
24	Was heißt Akupressur?
24	Frühe Wurzeln …
25	… in allen Kulturen und sogar im Tierreich
26	Eine umfangreiche Palette
28	Wie wirkt Akupressur?
30	Organe als Funktionskreise
37	**Meridiane – die Wege des Lebens**
38	Die Wurzeln von Gesundheit und Krankheit

Inhalt

Zwölf mal zwei plus zwei mal eins	39
Wo unsere Energie fließt	40

Die goldenen Regeln der Akupressur — 45
Die Grifftechniken — 46
Die Moxibustion — 48
Auf den Punkt – fertig, los — 51
Akupressieren wie die alten Meister — 52
Die Grenzen der Akupressur — 56
Der Arzt als Partner — 56
Akupressur für Kinder — 57

Rundum gesund mit Akupressur — 58

Das Wichtigste über die Akupressurpunkte — 58
Wie Sie auf den Punkt kommen — 58
Abstimmung mit dem Arzt oder Heilpraktiker — 59

Beschwerden und ihre Behandlung — 60
Appetitlosigkeit — 62
Asthma — 64
Bauchschmerzen — 65
Bettnässen — 67
Blähungen — 70
Blasenentzündung — 72
Bluthochdruck — 74
Durchblutungsstörungen — 76
Durchfall — 78
Erkältungen — 80
Gallenblasenfunktionsstörungen — 83
Hämorrhoiden — 85
Hexenschuss und Ischias — 87
Konzentrationsstörungen — 88
Kopfschmerzen — 90

Fußreflexzonenmassage – »Streicheleinheiten« für Körper, Geist und Seele.

Von jeher vertrauten die chinesischen Heilkundigen dem unsichtbaren Meridian-Netz, durch das Qi fließt.

Inhalt

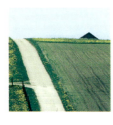

Beschwerdefreiheit ist die Frucht eines Lebens in Harmonie mit der Umwelt und sich selbst.

94	Magenbeschwerden
97	Menstruationsbeschwerden
100	Nackenschmerzen
102	Nasenbluten
103	Nasennebenhöhlenentzündung
104	Niedriger Blutdruck
106	Ödeme
108	Psychische Probleme
111	Raucherentwöhnung
113	Rheumatische Beschwerden
116	Schlafstörungen
119	Schwangerschaftsbeschwerden
120	Sehstörungen
122	Sexuelle Probleme
124	Verstopfung
126	Wechseljahrebeschwerden
129	Zahnschmerzen
131	**Die zwölf Meisterpunkte**

134 Shiatsu – die Kunst des Berührens

Über die Füße lassen sich ganz gezielt Gesundheit und Wohlbefinden beeinflussen.

134	**Wie Finger heilen**
135	Die Geschichte des Shiatsu
137	Die Bedeutung des Shiatsu
138	Was Akupressur und Shiatsu voneinander unterscheidet
129	Tsubos – die Schrittmacher der Energie
129	Jitsu und Kyo – Überfluss und Mangel
141	**Richtig Shiatsu geben**
141	Hara – gebündelte Lebenskraft
142	Die Shiatsu-Behandlung im Einzelnen
150	**Selbstmassage mit Shiatsu**

Für den Augenbereich	*150*
Für den Nasenbereich	*151*
Für Kopf und Nacken	*151*
Für den Hals	*152*
Für die Schultern	*153*
Für die Brust	*153*
Für den Rücken	*154*
Für den Bauch	*155*
Für die Arme	*155*
Für die Beine	*156*

Fußreflexzonenmassage — *158*

Hände als Heilmittel — *158*
Anwendungsbereiche — *158*
Grenzen der Reflexzonenmassage — *159*

Das Grundprogramm — *160*
Die Kopfzonen — *161*
Die Zonen des Bewegungsapparates — *163*
Die Schultergürtel- und Nackenzonen — *165*
Die Zonen von Armen und Beinen — *166*
Die Zonen des Lymphsystems — *167*
Die Atemwegszonen — *169*
Die Zonen von Herz und Kreislauf — *169*
Die Zonen von Solarplexus und Zwerchfell — *170*
Die Zonen der Verdauungsorgane — *171*
Die Harnwegs- und Nierenzonen — *172*
Die Zonen der Beckenorgane — *173*
Die Zonen der endokrinen Drüsen — *173*
Entspannender Abschluss — *173*

Über dieses Buch — *174*

Register — *175*

Ein altes Sprichwort sagt: »Überragende Ärzte behandeln Krankheiten, bevor sie ausgebrochen sind, unbedeutende Ärzte dagegen behandeln nur Krankheiten, die schon ausgebrochen sind.«

Einleitung

»Das Allerweichste auf Erden überwältigt das Allerhärteste.« Gut möglich, dass Laotse, der große chinesische Philosoph und Begründer des Taoismus, auch an die Heilmassagen der Traditionellen Chinesischen Medizin dachte, als er diese Zeilen um 500 v. Chr. schrieb.

Denn Akupressur wie auch Shiatsu, die beide auf den gleichen Grundsätzen beruhen, sind solche »weichen« Heilkünste, die Verstocktes ins Fließen und Verschobenes wieder ins Gleichgewicht bringen wollen – nach Ansicht der alten Medizin aus dem Reich der Mitte die unabdingbare Voraussetzung von Gesundheit und Wohlbefinden. Denn Gesundheit ist das ständige Bestreben der Lebenskräfte nach Ausgewogenheit. Der Verlust des Gleichgewichts aber schwächt die Widerstandskraft und macht anfällig für krank machende Einflüsse. Die Ursachen aller Krankheiten sind demzufolge im Ungleichgewicht der Lebenskräfte in uns zu suchen.

Harmonisierung der Lebensenergien

Diesem Ziel – die Balance der Lebenskräfte in uns zu erhalten und immer wiederherzustellen – haben sich die chinesische Druckpunktmassage Akupressur und die japanische Heilmassage Shiatsu verschrieben. Beide sind ganzheitliche Heilmethoden, da sie eine Trennung von Körper und Seele nicht kennen und jede Erscheinung, jedes Symptom und jede Reaktion nicht in einzelne Faktoren zerlegen, sondern nur in ihrer Beziehung zum Ganzen betrachten.

Bei Akupressur und Shiatsu wird durch das Stimulieren bestimmter Punkte auf den Meridianen, den Energieleitbahnen, der Energiefluss angeregt und so ein harmonisches Gleichgewicht hergestellt. Beide Methoden ermöglichen es uns also,

Oberstes Anliegen der Traditionellen Chinesischen Medizin war es stets, den Menschen vor Krankheit zu bewahren. So galten im alten China auch nicht die Ärzte mit den meisten Patienten als die besten, sondern jene, welche deren Gesundheit am längsten erhalten konnten.

Zwei Heilmethoden – gleiche Wirkung

mit körpereigenen Kräften selbst für Wohlbefinden und Gesundheit Sorge zu tragen, indem fehlgeleitete Energien wieder richtig gesteuert und blockierte freigesetzt werden.

Heilen von eigener Hand

Überall dort, wo eine Störung des körperlichen, geistigen und seelischen Befindens von einem Ungleichgewicht der Lebenskräfte herrührt, können mit Hilfe von Akupressur und Shiatsu ein heilsamer Ausgleich dieser Energien und damit eine wirksame Linderung erzielt werden. Mit diesen altbewährten Heilmassagen haben Sie es im wahrsten Sinn des Wortes selbst in der Hand, zur Erhaltung Ihres Wohlbefindens und Ihrer Gesundheit beizutragen: Alles, was Sie benötigen, sind Ihre Hände sowie die Bereitschaft, sich der Gedankenwelt des Fernen Ostens zu öffnen und sich auf die Begegnung mit Ihrem Körper einzulassen.

Alles Weitere, nämlich wie genau Sie Ihre Hände zum »Heilen durch Berührung« einsetzen können, möchte Ihnen dieses Buch vermitteln. Zunächst entführt es Sie in die faszinierend andere Welt der traditionellen Medizin Chinas, ihrer Grundlagen und ihrer Sicht von Gesundheit und Krankheit. Darauf aufbauend lernen Sie Wesen, Wirkung und praktische Durchführung von Akupressur und Shiatsu kennen, um jederzeit in den Genuss der zahlreichen wohltuenden Wirkungen dieser Heilweisen zu kommen und einfache Störungen Ihrer Gesundheit auch selbst behandeln zu können. Vielleicht gehören dann auch Sie bald mit zum Kreis jener, die auf Akupressur und Shiatsu als einfache und natürliche Hilfe zur Selbsthilfe nicht mehr verzichten und sich ihrer – ebenso wie seit Jahrhunderten Millionen von Chinesen und Japanern – zur tagtäglichen Pflege Ihrer Gesundheit bedienen möchten.

Marlene Weinmann   München, Januar 2003

Beide Heilmethoden – Akupressur und Shiatsu – zielen auf eine Harmonisierung der Lebensenergien, indem sie körpereigene Kräfte mobilisieren, die den Energiefluss anregen und in die richtigen Bahnen lenken. So wird das Gleichgewicht des Lebens wiederhergestellt.

Heilen im Reich der Mitte

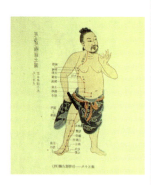

Alte Darstellung der wichtigsten Energieleitbahnen (Meridiane) und der dazugehörigen Akupressurpunkte. Das Wissen darum ist mehr als 1000 Jahre alt.

Akupressur ist eine seit über 5000 Jahren bewährte Heilmethode zur selbstständigen Behandlung bei einfachen Beschwerden. Noch heute ist die Druckpunktmassage, wie Akupressur auch genannt wird, als praktische und »alltagstaugliche« Methode zur Selbsthilfe jedem Chinesen vertraut. Dabei wird durch Stimulierung bestimmter Punkte auf den Meridianen – das sind Energieleitbahnen – der Fluss lebenswichtiger Energien im Körper angeregt, um das harmonische Gleichgewicht und – untrennbar damit verbunden – die Gesundheit zu erhalten.

Harmonie von kleinem und großem Kosmos

Der chinesischen Weltanschauung zufolge ist alles in die Regeln und Gesetzmäßigkeiten der Natur eingebunden: Jedes lebende Wesen ist als kleine, in sich geschlossene Einheit harmonisch in das große Gefüge des gesamten Kosmos eingebettet. Deshalb werden in der Medizin aus dem Reich der Mitte seelische und körperliche Störungen und deren Ursachen in einem vollkommen anderen Zusammenhang gesehen als bei uns üblich.

Die chinesische Medizin unterscheidet nicht streng nach körperlichen oder seelischen Ursachen für Störungen und Erkrankungen.

Mit dieser anderen Auffassung von Gesundheit und Krankheit wollen wir Sie nun näher bekannt machen, damit Sie die Empfehlungen zur Behandlung einfacher Beschwerden besser nachvollziehen können. So verstehen Sie, was in Ihrem Körper geschieht, wenn Sie die Akupressur bei sich anwenden.

Den Gesetzmäßigkeiten folgen

Nach dem Verständnis der alten Heilkunst und Philosophie der Chinesen ist der Mensch als Mikrokosmos in den Makrokosmos eingebunden und unterliegt dessen Regeln und Gesetzmäßigkeiten. Die vergleichsweise kleine, in sich geschlossene Einheit des menschlichen Organismus ist Abbild des großen Kosmos: Alles, was in unserem Körper geschieht, spiegelt die Abläufe in dem uns umgebenden Makrokosmos wider.

Diese natürliche Ordnung ist Grundvoraussetzung für Gesundheit und Wohlbefinden. Sie sollte von jedem Menschen angestrebt werden; denn wer nicht im Einklang mit dem Kosmos lebt, befindet sich in einem Zustand des Ungleichgewichts – und dies kann zu Krankheiten und Befindlichkeitsstörungen führen. Die Akupressur ist auf die Erhaltung dieser natürlichen Ordnung ausgerichtet, indem sie die Lebensenergie im Gleichgewicht hält und Störungen, die ihren freien Fluss im Körper beeinträchtigen, beseitigt.

Wie Sonne, Mond und die gesamte natürliche Welt den ewigen kosmischen Gesetzen unterliegen, so folgt auch der Mensch diesen Gesetzen. Gerät er in Widerspruch zu ihnen, kann Krankheit die Folge sein.

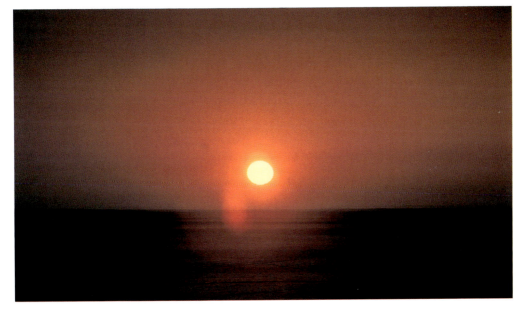

Ganzheitliche Heilung

Im Zentrum der westlichen Medizin steht stets der kausale Zusammenhang von Ursache und Wirkung. Verschiedene einzelne Faktoren gelten als Ursachen von Krankheiten. Die chinesische Heilkunst dagegen geht davon aus, dass jede Erscheinung nur in ihrer Beziehung zum Ganzen verstanden werden kann und damit ganzheitlich betrachtet werden muss. Demzufolge entstehen Krankheiten dann, wenn das Gleichgewicht der Lebensenergien eines Menschen gestört ist und er der natürlichen Ordnung verlustig gegangen ist.

So werden also nicht die Symptome gesucht und bekämpft, sondern die tieferen, die eigentlichen Ursachen erforscht und die Bedingungen für ihr Vorhandensein überwunden. So kann letztlich alles – Störungen im körperlichen oder seelischen Bereich, aber auch chronische organische oder psychische Leiden – auf einfache, natürliche Ausgangspunkte zurückgeführt werden. Hier wird »der Hebel angesetzt«, um das ganze komplexe System wieder in Einklang mit den kosmischen Gesetzen zu bringen.

Ärztliches Handeln, das sich nur auf die Bekämpfung von Krankheitssymptomen richtet, wird kaum zu den eigentlichen Ursachen eines Leidens vordringen. So kann vielleicht Besserung, kaum aber wirkliche Heilung erreicht werden.

DIE CHINESISCHE SICHT

Der chinesische Arzt sieht das, was hier zu Lande als Ursache einer Beschwerde gilt, nur als deren Symptom. Eine Virusinfektion ist in der westlichen Medizin z.B. die Ursache einer Grippe. Die chinesische Medizin dagegen versteht den Befall von Krankheitserregern als Symptom dafür, dass der Patient bereits aus dem energetischen Gleichgewicht geraten und folglich sein Immunsystem zu geschwächt ist, um die Grippeviren abzuwehren. Beseitigt man diese, bessern sich zwar die typischen Grippesymptome, die eigentliche Krankheitsursache ist jedoch noch nicht behandelt.

Das Muster der Disharmonie

Deshalb sucht die chinesische Medizin nicht nach einzelnen Faktoren, sondern richtet ihre Aufmerksamkeit stets auf den gesamten Organismus. So werden im Rahmen der Anamnese neben den auch bei uns üblichen Fragen zur Krankheitsgeschichte und den auftretenden Beschwerden zusätzlich Informationen über die Lebensumstände, Gewohnheiten und Neigungen des Patienten gesammelt.

Dazu gehören u. a. seine Ernährung, sein soziales Umfeld und seine seelische Befindlichkeit. Aus all diesen Daten ergibt sich schließlich das, was man in der chinesischen Medizin das »Muster der Disharmonie« nennt: Es beschreibt den Zustand der Ungleichgewichtes, in dem sich der betreffende Patient befindet, welches ihn schwächt und anfällig für schädliche äußere Einflüsse macht.

Störenfriede

Diese Einflüsse können zum einen innerer Natur sein wie etwa eine ungesunde Ernährung und eine Lebensführung, die den natürlichen Rhythmen zuwiderläuft, sowie seelische Probleme und Konflikte. Zum anderen können uns aber auch äußere Einflüsse aus dem energetischen Gleichgewicht bringen und gesundheitliche Störungen hervorrufen.

Zu diesen krankheitsfördernden äußeren Faktoren zählt die chinesische Medizin die fünf Energien: Wind, Trockenheit, Nässe, Wärme und Kälte. Diese können einzeln für sich, aber auch im Verbund auftreten, beispielsweise als kalter Wind oder als feuchte Kälte. Jede der genannten Umweltenergien wird der Jahreszeit zugeordnet, in der sie am meisten vorherrscht: die Kälte dem Winter, der Wind dem Frühjahr, die Wärme dem Sommer, die Nässe dem Spätsommer und Frühherbst und die Trockenheit dem Spätherbst. Auch hier herrscht also Übereinstimmung mit den natürlichen Abläufen.

Harmonie gewinnt der Mensch sowohl aus seiner innerlichen Befindlichkeit als auch aus seinem sozialen Umfeld sowie aus äußeren Einflüssen, die von seiner natürlichen Umwelt ausgehen. Alle diese Faktoren müssen sich in einem dynamischen Gleichgewicht befinden.

Vorbeugung war und ist das oberste Prinzip der traditionellen chinesischen Heilkunde. Sie gilt als der eigentliche Erfolg ärztlicher Kunst.

STETS IN HARMONIE MIT DER NATUR

Normalerweise kann der gesunde Mensch, dessen Energien sich im Gleichgewicht befinden, schädlichen Einflüssen trotzen. Sind seine Abwehrkräfte jedoch durch einen Zustand der Disharmonie geschwächt, kann es geschehen, dass er sich durch kalte Zugluft und nasse Füße eine Erkältung holt. Zentrales Anliegen aller Methoden, deren sich die chinesische Medizin bedient, ist es deshalb, das harmonische Gleichgewicht zu erhalten und die natürliche Ordnung zu fördern.

Vorsorgen statt nachträglich kurieren

Im alten China galten nicht diejenigen Ärzte als die besten, die am meisten Patienten hatten, sondern jene, welche die meisten gesunden Menschen betreuten. Sie waren die angesehensten und auch die wohlhabendsten. Denn zu den damaligen Zeiten war es Brauch, dass ein Arzt nur so lange Honorar erhielt, wie sein Patient gesund blieb. Wurde er krank, bekam der zuständige Heilkundige auch kein Geld mehr.

Diese Gepflogenheit macht deutlich, worauf alle Methoden der Traditionellen Chinesischen Medizin – nicht nur der Akupressur – abzielen: den Menschen vor Krankheit zu bewahren. Ein altes chinesisches Sprichwort besagt: »Eine Krankheit zu heilen, die schon existiert, ist, als ob man einen Brunnen gräbt, nachdem man Durst bekommen hat.«

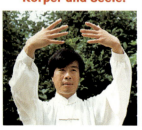

Der Mensch als Teil der Natur: Aus ihr gewinnt er die Lebensenergie für die Gesundheit von Körper und Seele.

Die fünf Elemente

Wer den Menschen als Teil des Kosmos versteht, benötigt ein Modell, das die vielfältigen Wechselbeziehungen zwischen uns und unserer Umwelt aufspürt, systematisiert und erklärt. Diesem Erfordernis wird die Lehre von den fünf Elementen gerecht: eine grundlegende Theorie der chinesischen Medizin. Sie ordnet alle Erscheinungen fünf grundsätzlichen Prozessen zu und erklärt, welche Beziehungen zwischen Elementen, Vorgängen in der Umwelt, Organen, Körperzonen, Energien und Stimmungen bestehen. Wer diese Relationen kennt, weiß auch, welches Organ zu welcher Jahreszeit besonders anfällig ist oder wie sich eine bestimmte Umweltbedingung auf den Zustand eines Organs auswirkt.

Die Lehre von den fünf natürlichen Elementen gehört zu den fundamentalen Säulen der Traditionellen Chinesischen Medizin.

Eine faszinierende Theorie

Die chinesische Lehre von den Elementen unterscheidet Holz, Feuer, Erde, Metall und Wasser. Diese bauen aufeinander auf.
* Holz fördert Feuer.
* Feuer entwickelt Erde.
* Erde birgt Metall.
* Metall lässt Wasser entstehen (durch Kondensation auf einer kalten metallischen Oberfläche).
* Dank Wasser kann Holz wachsen.

Faszinierend und lehrreich zugleich: das ewige Wechselspiel der Natur als Quell und Kraftfluss des Lebens. Alles strebt nach Ausgleich und Harmonie.

Genauso gibt es auch Kontrollmechanismen:
* Holz kontrolliert Erde.
* Feuer kontrolliert Metall.
* Erde kontrolliert Wasser.
* Metall kontrolliert Holz.
* Wasser kontrolliert Feuer.

Jedes dieser Elemente wird mit ganz bestimmten Jahreszeiten, Farben, Geschmacksrichtungen, Körperteilen und Emotionen verknüpft (siehe Seite 16).

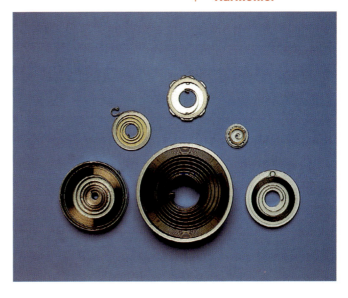

DIE FÜNF ELEMENTE UND IHRE VERKNÜPFUNGEN

Element	Jahreszeit	Farbe	Geschmack	Körperteil	Emotion
Holz	Frühling	Grün, Blau	Sauer	Leber, Gallenblase, Sehnen, Augen, Muskeln	Wut
Feuer	Sommer	Rot	Bitter	Herz, Blutgefäße, Dünndarm, Zunge	Freude
Erde	Hochsommer	Gelb, Gelbbraun	Süß	Milz, Magen, Mund	Sorgen
Metall	Herbst	Weiß	Scharf	Dickdarm, Lungen, Nase, Haut	Trauer
Wasser	Winter	Schwarz	Salzig	Nieren, Blase, Ohren, Haare, Knochen	Furcht

Die Einheit und die gegenseitige Abhängigkeit der fünf Elemente sind die wichtigsten Voraussetzungen für die Diagnostik in der Traditionellen Chinesischen Medizin. Gewinnt eines der Elemente die Oberhand, ist das Gleichgewicht gestört – die Folge kann eine Krankheit sein.

Die Ausgewogenheit der fünf Elemente gilt in der chinesischen Medizin als wichtige Voraussetzung zur Erhaltung unserer Gesundheit: Gewinnt eines die Oberhand, wird der Organismus geschwächt und anfällig für Krankheiten. Da jedes Element aus einem anderen hervorgeht, können sich alle untereinander beeinflussen, also schwächen oder stärken. Dieses Beziehungsgeflecht bildet die Grundlage für die Diagnose einer gesundheitlichen Störung, und die Behandlung wird darauf abgestimmt. Die Lehre von den Elementen findet jedoch nicht nur an kranken Tagen Anwendung, sondern dient u. a. auch zur Klassifizierung von Nahrungsmitteln und ihren Wirkungen auf unseren Körper (siehe Seite 23).

Die chinesische Medizin versucht die Ursachen einer Erkrankung in verwandten Elementen zu finden.

✻ Leberbeschwerden (Holz) können unter Umständen von einer Nierenschwäche (Wasser) herrühren.

Sinnvolle Zusammenhänge

✳ Ein schwacher Magen (Erde) ist vielleicht auf eine übermäßige Aktivität der Leber (Holz) zurückzuführen.

Diese Zusammenhänge verwirren Sie anfangs vielleicht, denn unserer westlichen Betrachtungsweise ist die Theorie der fünf Elemente vom Prinzip her fremd, obwohl auch die frühgriechische Philosophie vier Elemente unterscheidet und bestimmten Erscheinungen zuordnet. Bald aber werden Sie anhand dieses Modells Krankheitsprozesse im Körper besser verstehen. Bei den Behandlungen (siehe Seite 58ff.) werden Sie im Zuge der Beschreibung der jeweiligen Krankheitsbilder und Ursachen zum Teil wieder auf diese Zuordnungen stoßen.

Im Prinzip stellt die Lehre von den fünf Elementen ein ebenso faszinierendes wie einfaches Modell zur Erkennung und Behandlung gesundheitlicher Störungen dar.

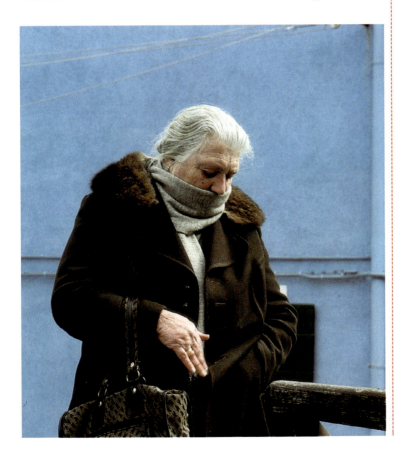

Alles hängt mit allem zusammen. Eine Krankheit, deren Bild ganz offensichtlich scheint, hat ihre wirklichen Ursachen oft in ferner liegenden Organen, die den Fluss der Lebensenergie blockieren.

Heilen im Reich der Mitte

Yin und Yang – immer währender Austausch

Die Traditionelle Chinesische Medizin geht von der Vorstellung aus, dass ein Mensch nur dann gesund ist und es auch dauerhaft bleiben kann, wenn sich in seinem Körper Energie und Materie in einem ausgewogenen Verhältnis befinden. Diese beiden gegensätzlichen Kräfte werden symbolisiert durch Yin und Yang, zwischen denen ein beständiger Energieaustausch stattfindet – das Wesen der Natur.

Das Gleichgewicht zwischen diesen beiden Prinzipien ist verantwortlich für die Gesundheit von Körper, Geist und Seele. Oder andersherum: Viele Krankheiten werden darauf zurückgeführt, dass eines von beiden zu sehr überwiegt. Akupressur hilft, das Verhältnis zwischen Yin und Yang immer wieder auszugleichen und damit die Lebensenergie, das Qi (siehe Seite 20), in beständigem Fluss zu halten.

Das Yin-Yang-Symbol: Der Kreis ist das Tao, der Beginn und das Ende allen Seins. Yin und Yang füllen diesen Kreis aus und gehen dabei harmonisch ineinander über.

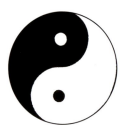

Gegensätzliche Pole

»Yang« bedeutet wörtlich übersetzt »Sonnenlicht«, »Yin« heißt »Schatten«. Diese beiden Prinzipien sind keine materiellen Erscheinungen, sondern Symbole, mit deren Hilfe ein Phänomen in seiner Beziehung zu anderen und als Teil des großen Ganzen, des Kosmos, erfasst werden soll. Yin und Yang symbolisieren Polarität und Gegensätze, wobei eines ohne das andere nicht existieren kann. Besonders anschaulich wird das beim Betrachten des Yin-Yang-Symbols: Der Kreis ist das Tao, der Beginn und das Ende allen Seins. Yin und Yang füllen diesen Kreis aus und gehen dabei harmonisch ineinander über. Im dunklen Teil des Yin steht ein kleiner heller Teil des Yang und umgekehrt – die beiden ergänzen und bedingen einander. Alles und jedes hat also stets zwei Aspekte. Die Harmonie bzw. Disharmonie zwischen diesen Aspekten bestimmt darüber, ob sich ein System im Gleichgewicht befindet oder instabil ist.

Yin und Yang symbolisieren die Einheit der Gegensätze, ohne die kein natürliches System existieren kann. Das gilt sowohl für den menschlichen Organismus als auch für das umfassende kosmische Geschehen.

Von der Einheit der Gegensätze

Die Prinzipien und ihre Entsprechungen

Yang ist das männliche Prinzip, Yin das weibliche. Auf unseren Körper bezogen ist die Vorderseite Yin, die Rückseite Yang; die äußeren Teile wie Haut und Haare sind mehr Yin, Sehnen und Knorpel dagegen mehr Yang. Yin und Yang lassen sich auch auf Krankheiten beziehen: Beschwerden, die sich in Schwäche, Langsamkeit und Frieren äußern, sind Yin; jene, die mit Fieber und übermäßiger Aktivität einhergehen, gelten als Yang. Auch Nahrungsmittel werden nach Yin und Yang eingeteilt (siehe Seite 23).

Nachfolgend eine Übersicht über die wichtigsten Entsprechungen der beiden Prinzipien.

WAS ENTSPRICHT YIN ODER YANG?			
Yin	Yang	Kalt	Warm
Erde	Himmel	Wasser	Feuer
Mond	Sonne	Regen	Wind
Herbst	Frühling	Stilles	Bewegtes
Winter	Sommer	Dunkel	Hell
Weiblich	Männlich	Nacht	Tag

So gegensätzlich Yin und Yang sein mögen, getrennt werden können sie nicht: »Sein und Nichtsein erzeugen einander. Schwer und Leicht vollenden einander. Lang und Kurz gestalten einander. Hoch und Tief verkehren einander. Stimme und Ton vermählen einander. Vorher und Nachher folgen einander« – so steht es im »Tao-te-ching«, dem heiligen Buch vom Weg und von der Tugend, geschrieben.

Sind Sie Yin oder Yang?

Einen reinen Yin- oder Yang-Typ gibt es natürlich nicht, da sich die beiden Prinzipien ja wechselseitig bedingen und untrenn-

Yin und Yang gehören untrennbar zusammen. Das eine bedingt das andere, ergänzt und gestaltet es. Ihr spannungsreiches Zusammenspiel ist die Voraussetzung für alles irdische Dasein und seine Entwicklung.

bar miteinander verbunden sind. Dennoch lässt sich anhand einiger Charakteristika eine gewisse Tendenz zum Yin- oder zum Yang-Typ feststellen.

YANG-TYP

* Muskulös; gut durchblutete, warme Haut und volle Lippen
* Isst gern und viel
* Energisch und temperamentvoll
* Eher extrovertiert, offen und neugierig
* Tendenz zu hohem Blutdruck

YIN-TYP

* Zarte und langgliedrige Statur mit gering ausgebildeten Muskeln
* Neigt zu Fettansatz
* Eher blasse und trockene Haut
* Friert leicht und fühlt sich schnell erschöpft
* Eher introvertiert und in sich zurückgezogen
* Meist niedriger Blutdruck

Qi – der Fluss des Lebens

Qi – das ist die Lebensenergie im umfassenden Sinn. Sie bewegt alles Materielle und gewährleistet die Tätigkeit aller Körperorgane.

Mit Qi bezeichnet die chinesische Medizin die Lebensenergie und damit jene Kraft, die Materie bewegt und alle Funktionen des Organismus unterhält. Qi gilt als Yang-Substanz, und entsprechend wird ein Qi-Mangel als Yin-Zustand erklärt. Diese Lebenskraft wird umfassend verstanden, denn alles ist aus Qi zusammengesetzt und durch sein Qi definiert. Nach Ansicht der chinesischen Heilkunde fließt die Lebensenergie in einem eigenen System von Leitbahnen, den Meridianen (siehe Seite 37ff.), durch unseren Körper und verbindet die Organsysteme miteinander.

Gesunde Ernährung

Bei der Akupressur werden bestimmte Punkte, die auf diesen Leitbahnen liegen, gedrückt: Dies erhält den harmonischen Fluss der Lebensenergie aufrecht – die Grundvoraussetzung für Gesundheit und Wohlbefinden.

Die Wirkungen des Qi

Unsere Lebensenergie hat vielfältige Aufgaben im Körper: Als Ursprung schlechthin begleitet sie jede Bewegung, die wir ausführen. Ebenso schützt und bewahrt das Qi den Körper, seine Organe und Substanzen und unterhält die Umwandlungsprozesse (Stoffwechsel). Darüber hinaus ist es für den Wärmehaushalt in unserem Körper verantwortlich.

Essen für das gesunde Gleichgewicht

Im Reich der Mitte orientiert man sich beim Thema »ausgewogene Ernährung« nicht nur am richtigen Verhältnis von Fetten, Kohlenhydraten und Eiweiß sowie am Vitamingehalt. Als ausgewogen und folglich als gesund gilt die Ernährung vor allem dann, wenn sie das Qi am Fließen und Yin und Yang im Gleichgewicht hält. Deswegen teilt die chinesische Gesundheitslehre die Nahrungsmittel in bestimmte Kategorien ein, je nachdem, welche Wirkung sie auf unseren Körper ausüben und in welcher Weise sie ihn beeinflussen.

✳ Zunächst wird die Nahrung den fünf Elementen mit ihren Geschmacksrichtungen süß, sauer, scharf, bitter und salzig zugeordnet. Süße, saure und salzige Nahrungsmittel haben eher Yin-Eigenschaften, während alles Scharfe und Bittere zu Yang gehört.

✳ Außerdem wird nach fünf Temperaturbereichen (siehe Seite 23) unterschieden – von heiß über warm zu neutral, weiter zu kühl und schließlich zu kalt. Zu Yang zählen die heißen und warmen Nahrungsmittel, die neutralen, kühlen und kalten gehören dagegen zu Yin.

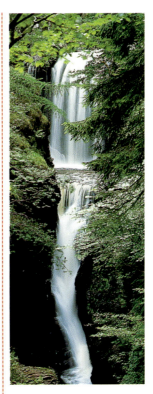

Dem Leben spendenden Strom des Wassers gleich fließt das Qi durch die Meridiane unseres Körpers und hält die Lebenskräfte aufrecht. Zugleich reinigt es und schützt uns vor schädlichen äußeren Einflüssen.

Ausgewogene Ernährung

Nahrungsmittel gelten in der chinesischen Medizin nie als »gut« oder »schlecht«. Deswegen hält man auch nicht viel von den bei uns üblichen Diäten, bei denen oftmals auf bestimmte Produkte gänzlich verzichtet wird. Denn einseitige Ernährung schwächt die Energien: Wer beispielsweise grundsätzlich kein Fleisch zu sich nimmt, schwächt sein Yang. Ein Zuviel an tierischer Kraftnahrung dagegen ist den Yin-Energien abträglich. Die Traditionelle Chinesische Medizin bewertet eine bestimmte Speise danach, ob sie das harmonische Zusammenspiel der Kräfte im Körper gewährleistet und damit den Menschen gesund erhalten kann.

Die richtige Ernährung trägt entscheidend dazu bei, ein eventuell bestehendes Ungleichgewicht zwischen den Einflüssen von Yin und Yang auszugleichen.

> **DIE RICHTIGE NAHRUNG BEI YIN- ODER YANG-MANGEL**
>
> Als Grundregel gilt: Bei einem Überschuss von Yang sollten Sie Yin-Nahrung bevorzugen, bei Yang-Mangel entsprechend die Yang-Nahrung. Oder anders ausgedrückt: »Kalte« Menschen sollten mehr heiße oder warme und scharfe sowie süße Nahrungsmittel zu sich nehmen, während die eher »heißen« Zeitgenossen sich verstärkt an kühle, kalte und bittere, salzige sowie saure Nahrung halten sollten.

Da Krankheiten aus Sicht der chinesischen Medizin durch ein Ungleichgewicht von Yin und Yang hervorgerufen werden (siehe Seite 18), lassen sie sich natürlich auch umgekehrt durch eine Ernährung, die das Gleichgewicht der beiden Prinzipien wiederherstellt, günstig beeinflussen und lindern. Bei Erkältungen findet sich beispielsweise meist ein Yin-Überschuss im Körper, dem Sie mit heißen und warmen Nahrungsmitteln (siehe Seite 23) begegnen sollten – wie Ingwertee, gedünstetem

Von heiß bis kalt

Fisch oder Hühnerbrühe. Stellt sich jedoch Fieber ein, muss das Yang vorzugsweise mit Zitronensaft, Salaten, Joghurt sowie Äpfeln und Bananen gesenkt werden.

Die nachfolgende Tabelle gibt einen Überblick über die Zuordnung einiger wichtiger Nahrungsmittel, Gewürze und Getränke nach den Temperaturbereichen heiß, warm, neutral, kühl und kalt. Es lohnt sich, über das Einteilungsprinzip ein wenig nachzudenken. Denn dann gelingt es ohne Schwierigkeiten, auch andere Nahrungsmittel einzuordnen.

Mit Hilfe dieses Einteilungsprinzips können Sie für das Gleichgewicht zwischen Ihrem Yin und Yang sorgen.

NAHRUNGSMITTEL NACH TEMPERATURBEREICHEN

Heiß	Warm	Neutral	Kühl	Kalt
Gegrilltes Fleisch (alle Sorten); Gewürze wie schwarzer Pfeffer, Ingwer, Zimt, Curry, Muskat, Nelken, Knoblauch, Kreuzkümmel; Fenchel, weißer Rettich, Paprika; Ananas, Grapefruit, Aprikosen sowie alle hochprozentigen Alkoholika	Fisch (die meisten Sorten); Huhn; Käse (alle Sorten); Rote Bete, Lauch, Petersilie, Zwiebeln; Sonnenblumenkerne; Kokosmilch; Essig; Pfirsiche, süße Melonen, Papayas, Pflaumen, Beerenfrüchte, Kirschen, Kumquats; Kaffee, Kakao, Wein	Rindfleisch; Eier, Butter, Milch, fast alle Sauermilcherzeugnisse; Getreide (alle Sorten); Kartoffeln; Gemüse wie Karotten, Kohl, vor allem Rosen- und Chinakohl; Pilze; Mais; Hülsenfrüchte; Feldsalat; Trauben, Feigen; Nüsse (alle Sorten); Malzbier	Tofu, Sojabohnen; Gemüse (die meisten Sorten, besonders Okra-Schoten, Brokkoli, Mangold); Salate; Mandarinen, Äpfel, Birnen; Reis; Enten- und Putenfleisch; Sauerkraut; Oliven; Weizen; Weizenbier, alle Kräutertees	Wassermelonen, Steinfrüchte, Kiwis, Rhabarber, Bananen; Tomaten, Gurken; Joghurt; Sojasauce; Spargel, Zucchini, Kürbis, Safran, Avocado; Wild; Mineralwasser, Bier, grüner und schwarzer Tee

Die Heilkraft der Hände

Mit unseren Händen können wir den Fluss der Energie durch unseren Körper über bestimmte Punkte harmonisieren – anregen oder bremsen –, um damit unser Wohlbefinden und unsere Gesundheit auf einfache Weise zu erhalten: das Grundprinzip der Akupressur. Zur selbstständigen Anwendung dieser sanften Heilmethode aus dem alten China gehören – neben unseren naturgegebenen »Handwerkszeugen« – auch das Wissen über Wesen und Wirkung der Akupressur, über Funktion und Verlauf der Meridiane sowie die Kenntnis der verschiedenen Grifftechniken und Druckpunkte. Darum geht es in diesem Kapitel.

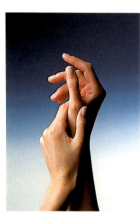

Die Kraft der Berührung. Mit unseren Händen vermögen wir Kraft und Heilung zu geben.

Das praktische Einmaleins der Akupressur

Was heißt Akupressur?

Im westlichen Sprachgebrauch wird die Akupressur oft auch als Druckpunktmassage bezeichnet. Die Kenntnisse über diese fernöstliche Heilmethode reichen über mehr als 5000 Jahre zurück.

Der Begriff »Akupressur« ist aus zwei lateinischen Wörtern zusammengesetzt: »Acus« bedeutet »Spitze«, »Nadel«, »Punkt«, »pressum« bedeutet »gedrückt«. Übersetzt heißt »Akupressur« also »Punktdrücken«. Häufig sagt man dazu auch »Druckpunktmassage«.

Frühe Wurzeln …

Wie durch archäologische Funde aus China belegt ist, wird die Akupressur seit über 5000 Jahren praktiziert. Sie beruht auf der Vorstellung der chinesischen Medizin, dass unsere Lebensenergie auf unsichtbaren Bahnen, den Meridianen, durch den Körper zirkuliert. Das wichtigste Ziel der chinesischen Heilmassage ist es, den freien Fluss dieser Energie zu erhalten oder, falls er gestört und blockiert ist, wiederherzustellen. Denn ein ausgewogener Energiehaushalt ist der Grundstein für Gesundheit und Wohlbefinden.

... in allen Kulturen und sogar im Tierreich

Das Wissen, dass das Drücken schmerzender Stellen Linderung bringt, ist im Grunde so alt wie die Menschheit selbst. Es findet sich in allen Kulturen und sogar im Tierreich.

✴ So kann man beispielsweise weltweit bei Kindern beobachten, dass sie bei Schmerzen spontan die Hand auf die betreffende Stelle legen.

✴ Auch einige Tiere, wie etwa Braunbären, Schimpansen und Orang-Utans, kennen die instinktive Selbstbehandlung: Sie pressen verletzte oder schmerzende Körperstellen gegen einen Baumstamm oder legen sich auf Steine, um so Druck auf den Schmerzort auszuüben.

Wenn Sie sich wehgetan haben, werden Sie wahrscheinlich zunächst mit der Hand auf das schmerzende Körperglied drücken, um sich damit Linderung zu verschaffen. Das Drücken von schmerzenden Stellen hat also eine lange Tradition – auch in unserer Kultur.

Doch die Chinesen waren es, die entdeckten, dass sich durch Drücken nicht nur eine begrenzte Region behandeln lässt, sondern dass sich dies auch auf weiter entfernt liegende Bereiche auswirkt. Sie stellten fest, dass man – abgesehen von der Schmerzlinderung – auch innere Organe durch Druck an bestimmten Punkten beeinflussen kann. Aus diesen über Jahrhunderte gesammelten Erfahrungen entwickelte sich schließlich die Akupressur – aus einer ursprünglichen Instinkthandlung wurde fundierte Heilkunst.

Druck auf eine schmerzende Körperstelle auszuüben gehört zu den Handlungen, die wir, z. B. bei Stößen oder Verletzungen, instinktiv vornehmen. Die chinesische Heilkunst hat diese einfache Methode im Verlauf der Jahrtausende unendlich verfeinert und wissenschaftlich fundiert.

Eine umfangreiche Palette

Die altbewährte chinesische Heilmethode der Akupressur birgt unzählige Möglichkeiten in sich.

✳ Zunächst dient sie dazu, blockierte Energiebahnen zu öffnen, versickerte oder stagnierende Energieströme wieder in Fluss zu bringen, krankheitserregende Energien aus der Umwelt (siehe Seite 13) auszuleiten und so das gesunde Energiegleichgewicht im System der Meridiane zu gewährleisten.

✳ Ist dieses jedoch gestört, kann die Akupressur bei vielen Beschwerden lindernd und heilend wirken. Sie eignet sich wie kaum eine andere Methode zur wirksamen Schmerzbekämpfung bis hin zur Schmerzunterdrückung bei kleinen Eingriffen und ist in Notfällen ideal zur Überbrückung der Zeit, bis der Arzt eintrifft.

✳ Akupressur stärkt auch das Immunsystem. Denn unter dem Druck des Fingers löst sich die Muskelspannung, wodurch sich die Muskelfasern dehnen und mehr Blut strömen kann. Durch die stärkere Durchblutung werden alle Bereiche des Körpers

Ist das Energiegleichgewicht im Körper gestört, kann ein Fingerdruck an der richtigen Stelle dafür sorgen, dass die Lebensenergie wieder fließt.

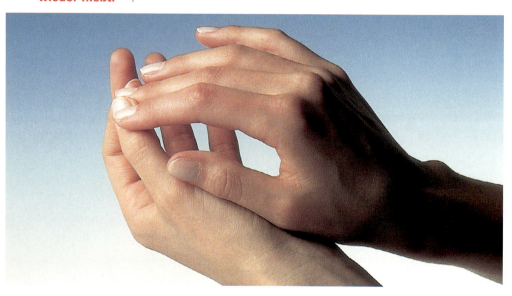

besser mit Sauerstoff und wichtigen Nährstoffen versorgt; dies steigert die Widerstandsfähigkeit des Körpers gegenüber Krankheiten.

✳ Ebenso können mit der Druckpunktmassage chiropraktische Behandlungen effektiv begleitet werden, denn über die Tonisierung der Rückenmuskeln erleichtert und verbessert sie Korrekturen der Wirbelsäule.

✳ Darüber hinaus schwört auch so mancher Sportler und Sportmediziner auf die Akupressur, da sie den Muskeltonus verbessert, die Durchblutung anregt, neuromuskuläre Störungen beseitigen hilft und sich somit gut zur Behandlung wie auch zur Vorbeugung von Sportverletzungen eignet.

Wie kaum ein anderes Heilverfahren eignet sich die Akupressur zur Selbstbehandlung. Man kann sie – ohne jedes Hilfsmittel – jederzeit und an jedem Ort anwenden. In den meisten Fällen ist die Wirkung unmittelbar nach der Anwendung zu spüren.

AKUPRESSUR HILFT AUCH DER PSYCHE

Auch Menschen mit psychischen Problemen finden große Hilfe bei der Akupressur, denn sie steigert das Körperbewusstsein und hilft, besser mit Stress umgehen zu lernen. Und wenn die durch unterdrückte Gefühle aufgestauten Spannungen gelöst werden, wird auch das emotionale Gleichgewicht wiederhergestellt.

Wirksam ohne Nebenwirkungen

Wie Sie sehen, gibt es viele gute Gründe zur Selbstbehandlung mit Akupressur. Dabei fällt besonders ins Gewicht, dass man die Punkte ohne aufwendiges Hilfsgerät an jedem Ort und zu jeder Zeit drücken kann.

Vor diesem Hintergrund versteht man, warum die Akupressur als einfache Methode zur Selbsthilfe bis heute nahezu jedem Chinesen vertraut ist. Bereits in den unteren Schulklassen ist die Druckpunktmassage ein fester Bestandteil des Lehrplans, in den Fabriken unterweisen Ärzte in regelmäßigen Kursen die gesamte Belegschaft in dieser Heilmethode, und in den ländlichen Regionen wandern die »barfüßigen Ärztinnen« von Dorf zu Dorf und leiten deren Bewohner zur Selbstbehandlung mit Akupressur an. Anders wäre das Gesundheitssystem Chinas angesichts der ärztlichen Unterversorgung in weiten Teilen des Landes gar nicht aufrechtzuerhalten.

Wie wirkt Akupressur?

Obwohl die heilende Wirkung der Akupressur bekannt und millionenfach bewährt ist, gibt es bis heute noch keine in sich geschlossene naturwissenschaftliche Theorie, die diese Wirkung einleuchtend erklärt. In vielen medizinischen Forschungszentren wird intensiv daran gearbeitet.

Sicher haben Sie sich längst gefragt, wie der Druck an einer bestimmten Stelle des Körpers so große Wirkungen entfalten kann, dass sie noch in anderen, weiter entfernten Bereichen zu spüren sind, dass Beschwerden und Schmerzen gelindert werden oder sogar vollkommen verschwinden. Damit haben sich zahllose namhafte Wissenschaftler aller medizinischen Fachdisziplinen beschäftigt, denn die beeindruckenden Behandlungserfolge der Akupressur zogen und ziehen immer mehr die wissbegierigen Blicke der modernen Forschung auf sich.

Die Ergebnisse allen Mühens sind jedoch ernüchternd: Bis heute kann der Wirkungsmechanismus von Akupressur und Akupunktur, die ja auf dem gleichen Prinzip basieren, nicht wissenschaftlich einwandfrei – durch Studien belegt – erklärt werden. Da es nun heutzutage nicht mehr so ist wie früher – als man sich einfach damit begnügte, dass etwas hilft, und sich nicht lange beim Wie und Warum aufhielt –, ging man von vielen verschiedenen Seiten daran, der Akupressur ihr Geheimnis zu entlocken – mit dem Ergebnis mal mehr und mal weniger schlüssiger Thesen.

Auf dem wissenschaftlichen Prüfstand

Was jedoch zweifelsfrei feststeht, ist, dass Akupressur tatsächlich wirkt. Dies belegt die Tatsache, dass Akupressur auch bei Bewusstlosen sowie bei Tieren Wirkungen zeigt, die mittels Blutuntersuchungen, Messungen der Herzstromkurve sowie der Atmungswerte nachgewiesen werden können. Ebenso ist

Theorie und Praxis der Akupressur

wissenschaftlich erwiesen, dass an den Akupressurpunkten und auf den Meridianen selbst besondere energetische Zustände herrschen: Die Leitfähigkeit der Haut ist höher als an anderen Stellen des Körpers, und die Reaktion auf bioelektrische Impulse ist besser und schneller.

Das ist zwar noch kein endgültiger Beweis für das tatsächliche Vorhandensein der »unsichtbaren« Meridiane, kommt aber der Vorstellung der chinesischen Medizin nahe, dass in den Meridianen Energie durch unseren Körper zirkuliert. Auch was die Erklärung angeht, wie die Druckpunkte Schmerzen lindern können, ist man etwas weiter: Ihre Stimulierung durch Druck, Nadeln oder Wärme führt zur Ausschüttung körpereigener »Schmerzmittel«, der Endorphine. Diese Neurotransmitter (Botenstoffe) blockieren und vermindern die Schmerzweiterleitung zum Gehirn mit dem Ergebnis, dass die Schmerzen nachlassen oder sogar vollkommen verschwinden.

Von der Beobachtung zum Heilsystem

Ausgehend von der Erkenntnis der frühen chinesischen Heilkundigen, dass der Druck an bestimmten Stellen des Körpers heilsame Wirkungen bei inneren Krankheiten zeitigt und dass das kombinierte Drücken solcher Punkte Erkrankungen ganz bestimmter Organe heilen kann, entwickelte sich im alten China die Lehre von den Meridianen. Diese beschreibt die Zusammenhänge zwischen den Funktionen der Organe und jenen Körperstellen, über die diese zu beeinflussen sind.

Diese wechselseitigen Verbindungen zwischen Energien, Organen und Meridianen bilden die Grundlage der Akupressur. Deshalb wollen wir Sie im Folgenden aus der Sicht der chinesischen Medizin mit unseren Organen sowie mit den Funktionen und dem Verlauf der Meridiane vertraut machen, bevor wir uns anschließend der praktischen Durchführung der Akupressur zuwenden.

Die Anwendung der Akupressur zur Selbstbehandlung gehört in den chinesischen Schulen zum Unterrichtsstoff.

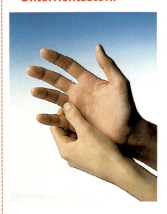

Die Lehre von den Meridianen beschreibt die Zusammenhänge und Wechselwirkungen zwischen den Organfunktionen und jenen Körperbereichen, von denen aus diese Funktionen beeinflusst werden können.

Die Heilkraft der Hände

Die Darstellung eines chinesischen Heilkundigen auf einem Aquarell.

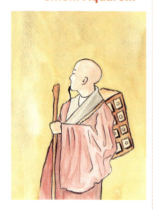

In der Traditionellen Chinesischen Medizin werden alle Körperorgane den fünf Elementen – Holz, Feuer, Erde, Metall, Wasser – zugeordnet und über ihre Funktionskreise definiert.

Organe als Funktionskreise

In der Traditionellen Chinesischen Medizin gelten die Organe unseres Körpers nicht als anatomisch begrenzte, in sich geschlossene Einheit, sondern vielmehr als Netzwerk komplexer Funktionskreise, die einander bedingen, aufrechterhalten und regulieren. Deshalb meint ein chinesischer Arzt, wenn er beispielsweise von der Leber spricht, nicht dieses Organ im anatomisch definierten Sinn der westlichen Medizin, sondern den Funktionskreis der Leber.

Weg von der Form, hin zur Funktion

In der Medizin des alten China sind sämtliche Organe durch die mit ihnen verknüpften Funktionen definiert, während dies in unserem Kulturkreis über eine allgemein anerkannte physische Struktur geschieht. Das erklärt auch, warum die Traditionelle Chinesische Medizin keine der westlichen Schulmedizin vergleichbare Anatomie kennt.

Diese andere Sichtweise erlaubt es, auch solche Organe zu beschreiben, die der westlichen Medizin gänzlich unbekannt sind, wie beispielsweise den Dreifachen Erwärmer (siehe Seite 35); ihm ordnet die chinesische Medizin zwar keine optisch fassbare Form, wohl aber genau definierte Funktionen zu – er existiert also nur über seine Wirkungen.

Wenn Holz kein Feuer produziert …

Von ihren physiologischen Funktionen abgesehen werden die Organe nach ihrer Beziehung zu den fünf Elementen unterteilt (siehe Seite 14ff.). Dies ermöglicht der chinesischen Medizin, bestimmte Prozesse im Körper in einer für unser Verständnis ziemlich merkwürdigen Weise zu beschreiben. Kommentare wie »Holz erzeugt kein Feuer« oder »Erde schmäht Wasser« lösen hier zu Lande in Medizinerkreisen allerhöchstens Belustigung aus, während der chinesische Heilkundige sofort Bescheid weiß und sich ein Bild über den Verlauf und die Ursache einer Beschwerde machen kann.

Wenn Holz kein Feuer erzeugt, heißt das für ihn im Klartext: Die dem Element Holz zugeordnete Leber nährt das mit dem Element Feuer verknüpfte Herz nicht mehr, was zu einem Energiemangel im Herzen führt und sich in Schlaflosigkeit, Herzklopfen, schlechtem Gedächtnis und Schwächezuständen äußern kann. Bei der Beschreibung der Krankheitsbilder und Ursachen im nachfolgenden Behandlungsteil (siehe Seite 58ff.) werden Sie zum Teil auf solche Wechselbeziehungen zwischen den Elementen stoßen.

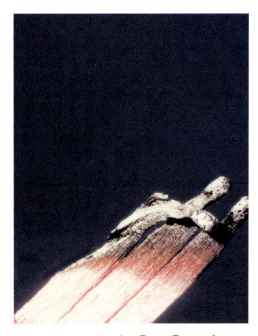

Das »Feuer des Herzens« wird durch das »Holz der Leber« unterhalten. So etwa stellt sich in der Traditionellen Chinesischen Medizin eine der Beziehungen zwischen den Organen und ihren Funktionskreisen dar.

»Volle« und Hohlorgane

Wie Sie sich aus dem im ersten Kapitel Gesagten denken können, sind die Organe natürlich auch den beiden Prinzipien Yin und Yang (siehe Seite 18ff.) zugeordnet.

✳ Die Yin-Organe sind »voll«, solide und enthalten reine Energie. Ihre Aufgaben sind Produzieren, Umwandeln, Kontrollieren und Regulieren sowie Speichern.

✳ Die Funktionen der Yang-Organe, die als Hohlorgane gelten, bestehen im Empfangen, Transformieren, Verteilen und Transportieren sowie Abgeben von Energie, die u. a. in Form von Nahrung zugeführt wird.

Aus den Zusammenhängen zwischen den Organen und ihren Funktionen baute sich im Lauf der Jahrhunderte die Theorie der Meridiane, der Energieleitbahnen unseres Körpers, auf. Die Körperorgane selbst spielen bei dieser Betrachtung eine eher untergeordnete Rolle.

Die Heilkraft der Hände

Zum besseren Verständnis der Lehre von den Meridianen nachfolgend kurz die Hauptfunktionen der Organe gemäß den Vorstellungen der chinesischen Medizin.

YIN-ORGANE	YANG-ORGANE
Herzbeutel (Perikard)	Dreifacher Erwärmer
Herz	Dünndarm
Lungen	Dickdarm
Milz	Magen
Leber	Gallenblase
Nieren	Blase

Das Herz gilt nach Auffassung der chinesischen Medizin als Zentrum des Geistes. Deshalb werden psychische Störungen und Erkrankungen meist diesem Organ zugeordnet.

Herzbeutel (Perikard)

Er gilt als »Schutzwall« des Herzens, der schädigende Einflüsse von außen abhalten soll: Kein Angriff auf das Herz kommt an ihm vorbei. Entsprechend ist der Herzbeutel auch von Erkrankungen des Herzens mitbetroffen; so werden geistige Störungen nicht nur dem Herzen, dem Sitz des Geistes, sondern auch dem Perikard zugeordnet. Neben seiner Schutzfunktion fungiert dieses Yin-Organ als »Generalbevollmächtigter« des Herzens, indem es dessen Befehle ausgibt und dann weiterleitet.

Herz

Schönheit und Glätte der Haut geben Aufschluss über den Zustand des Herzens.

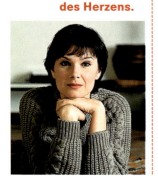

Nach traditioneller chinesischer Auffassung gilt das Herz als Ort des Geistes, aber auch des Blutes und der Meridiane. Sein Zustand lässt sich an Aussehen und Beschaffenheit – Färbung und Belägen – der Zunge ablesen, denn das Herz »öffnet« die Zunge. Auch unsere Gesichtshaut lässt Rückschlüsse auf den Zustand des Herzens zu: »Der Glanz des Herzens zeigt sich im Gesicht«, wissen die alten chinesischen Heilschriften poetisch zu berichten.

Da es mit der Hirnrinde und dem Gefäß- und Kreislaufsystem in Verbindung steht, gehören gesundheitliche Störungen in diesen Bereichen zum Herz. Ebenso wie das Perikard von Krankheiten des Herzens in Mitleidenschaft gezogen werden kann, begünstigt eine eingeschränkte Funktion des Herzbeutels Erkrankungen des Herzens.

Lungen

Die Atemorgane sind über Luftröhre und Nase mit der Außenwelt verbunden. Ihr Zustand zeigt sich am Aussehen der Körperhaut und der Körperhaare. Nach chinesischem Verständnis herrschen die Lungen – die so genannten zarten Organe –, da sie auf schädliche äußere Einflüsse am empfindlichsten reagieren, über die Lebensenergie Qi (siehe Seite 20f.), die Atmung und die Wasserausscheidung.

Entsprechend verbindet man mit ihnen sämtliche mit der Atmung in Zusammenhang stehende Vorgänge, die Regulation des Qi, der Körperflüssigkeiten und der Blutzirkulation sowie die Nierenfunktionen. Auch der Feuchtigkeitsgehalt der Haut unterliegt der Kontrolle durch die Lungen.

Die Lungen sind vor allem für die Regulation der Lebensenergie Qi sowie für den Transport der Körperflüssigkeiten, die Blutzirkulation sowie für die Tätigkeit der Nieren verantwortlich.

Milz

Diesem Yin-Organ obliegt nach Ansicht des chinesischen Heilwissens die Kontrolle über die Nahrungsverarbeitung, und es gilt somit als das primäre Verdauungsorgan: Die Milz entzieht den aufgenommenen Speisen und Getränken den Nährstoffgehalt und verwandelt sie zu Qi und Blut. Störungen der Verdauung gehen ursächlich auf die Milz zurück.

Eine weitere Aufgabe der Milz besteht im Transport der Körpersäfte. Sie ist also nicht nur daran beteiligt, das Blut zu bilden, sondern sorgt auch für seine Weiterleitung. Eine gestörte Zirkulation der Körperflüssigkeiten, einschließlich des Blutes, hängt eng mit der Milz zusammen: Befindet sich dieses Organ im Ungleichgewicht, sind Mangelzustände von Qi und Blut die Folge. Doch nicht nur das, auch die Bewegung und die Kraft der Muskeln stehen in direkter Beziehung zur Tätigkeit der Milz.

Leber

Die Leber ist verantwortlich für den gleichmäßigen Fluss der Körpersubstanzen und vor allem unserer Lebensenergie; deshalb können Störungen der Leberfunktionen eine Stagnation der Lebensenergie verursachen. Aber auch ein eingeschränkter Blutfluss lässt sich u. a. auf die Leber zurückführen, denn sie gilt der chinesischen Medizin als »Magazin« des Blutes.

Darüber hinaus reguliert die Leber das Nervensystem und unsere Gefühlswelt. Jede Veränderung des emotionalen Erlebens beeinflusst unmittelbar die Leberfunktionen, ebenso wie deren Ungleichgewicht sich auch auf den Gemütszustand auswirkt. Schließlich werden die Augen sowie die Finger- und Zehennägel der Leber zugeordnet und Augenleiden sowie Störungen des Nagelwachstums folglich als Ausdruck beeinträchtigter Leberfunktionen gesehen.

Der Gesundheitszustand der Nieren lässt sich an den Kopfhaaren ablesen. Glänzendes, gesundes Haar ist in der Regel ein Zeichen dafür, dass dieses Organsystem gut funktioniert.

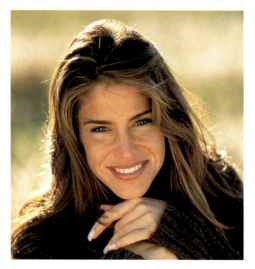

Nieren

Die Nieren gelten als »die Wurzeln des Lebens«, denn sie regieren über die Fortpflanzung, über Geburt, Entwicklung und Reifung. So ist die Lebenskraft aller anderen Organe untrennbar mit der der Nieren verbunden. Als »Mutter des Knochenmarks« kontrollieren diese Yin-Organe auch die Knochen, ihr Wachstum und ihre Ernährung. Daneben sind die Nieren zuständig für die Bewegung und die Umwandlung des Wassers im Körper. Unter den Begriff »Wasser« fallen in der chinesischen Medizin nicht nur der

Harn, sondern alle Körpersäfte, wie etwa auch die Lymphe, die Gelenkflüssigkeit und das Sperma.

Der Gesundheitszustand der Nieren lässt sich an den Kopfhaaren ablesen: Brüchiges, stumpfes und schlecht wachsendes Haar kann von einer gestörten Nierenfunktion herrühren. Über die Ohren, so sagt die Medizin aus dem Reich der Mitte, öffnen sich die Nieren der Außenwelt; auch Ohrenleiden können ihren Ursprung demnach in Nierenstörungen haben.

Dreifacher Erwärmer

Hierbei handelt es sich nicht um ein anatomisch fassbares Organ – kein Wunder, dass die westliche Medizin es nicht kennt. Der Dreifache Erwärmer gibt sich nur über seine Wirkungen zu erkennen. Doch die sind beachtlich, denn nur wenn sich der Dreifache Erwärmer im ausgewogenen Zustand befindet, können die Organe ihre Aufgaben richtig erfüllen: Transport und Verteilung von Energie, Blut und Körperflüssigkeiten, Nahrungszerkleinerung und Stoffwechsel sowie Ausscheidung, um nur einige zu nennen.

Der Dreifache Erwärmer ist also in gewisser Hinsicht so etwas wie der »Trafo« unseres Körpers, der die Organe wie eine Kette zu einem funktionierenden Ganzen vereint.

Gewissermaßen als »Überorgan« stellt sich der Dreifache Erwärmer dar. Dieses anatomisch nicht fassbare Körperorgan koordiniert die Tätigkeiten aller anderen Organsysteme zu einem funktionierenden Ganzen.

Magen

Der Magen hat die Aufgabe, Nahrung aufzunehmen, aufzuspalten und zu verdauen. Sein blumiger Name »Meer der festen und flüssigen Nahrung« gibt ein anschauliches Bild von diesen Funktionen. Er sorgt für die Umwandlung der Nährstoffe und organisiert ihre Verteilung im Körper: Die reinen Anteile der aufgenommenen Nahrung wandern zur Milz, die trüben weiter zu Dünn- und Dickdarm. Die Milz beaufsichtigt dabei den Transport der Nahrungssubstanzen, weshalb der Magen direkt mit diesem Yin-Organ verbunden ist.

Dünndarm

Im Dünndarm werden die aus dem Magen kommenden trüben Nahrungsanteile ein weiteres Mal verdaut und dabei in für den Körper verwertbare Stoffe und in Abfälle getrennt. Die nährenden Bestandteile gelangen unter der Obhut der Milz zu Herz und Lunge und damit in den gesamten Körper. Die festen Abfallstoffe werden zum Dickdarm, die flüssigen zu Nieren und Blase transportiert und dort jeweils der weiteren Entsorgung zugeführt.

Dickdarm

Der Dickdarm transportiert die festen Nahrungsabfälle, während er ihnen restliches Wasser entzieht, weiter. Hier werden sie zu Stuhl verwandelt, der schließlich über den After ausgeschieden wird.

Blase

Wegen der engen Wechselwirkung zwischen Blase und Nieren besteht auch bei Beschwerden eine unmittelbare Abhängigkeit zwischen beiden Organen. Das Gleiche trifft auf Gallenblase und Leber zu. Ein Organ kann das andere beeinträchtigen.

Die Blase ist zugleich Sammelbecken und Ausscheidungsort des Harns, der in den Nieren aus den von Lungen, Dünn- und Dickdarm abgegebenen Bestandteilen gebildet wird. Sie verwandelt Energie und entsorgt überschüssiges Wasser. Da Blase und Nieren in ihren Aufgaben vielfältig aufeinander bezogen sind, besteht auch im Fall von Beschwerden eine Wechselwirkung.

Gallenblase

Sie wird der Leber untergeordnet, denn die in der Leber aus überschüssigem Qi produzierte Galle wird in der Gallenblase gespeichert und in den Dünndarm abgesondert, wo sie den Verdauungsprozess unterstützt. Leber und Gallenblase sind aufgrund ihrer Funktionen sehr eng miteinander verknüpft und beeinflussen sich gegenseitig. Leber- und Gallenblasenbeschwerden gehen deshalb oftmals Hand in Hand.

Die Energie fließt

Meridiane – die Wege des Lebens

Auf den Meridianen, auch Leitbahnen genannt, zirkuliert die Lebensenergie, das Qi (siehe Seite 20f.), durch unseren Körper. Die eben geschilderten Funktionen und Wechselbeziehungen der zwölf Organe legen nahe, dass auch die einzelnen Meridiane miteinander vernetzt sind: Über die Leitbahnen sind alle Organe und Einheiten des Körpers miteinander verbunden.

Obwohl man die Meridiane nicht mit den Augen erkennen und anatomisch nachweisen kann, existieren sie. Dies lässt sich durch wissenschaftliche Untersuchungen belegen, deren Ergebnisse das alte Heilwissen der Chinesen bestätigen.

✳ Man hat herausgefunden, dass die Haut entlang der Meridianverläufe dünner ist und dass die Nerven, die dort enden, wesentlich ausgeprägter sind als sonst am Körper.

✳ Darüber hinaus konnte man feststellen, dass sich Schallwellen und Infrarotstrahlen auf den Meridianen schneller und mit einer höheren Frequenz als an den anderen Körperstellen fortbewegen.

Das System der Leitbahnen gleicht einem Stromnetz, das eine ganze Stadt mit Energie versorgt. Genauso wie der Stromfluss nicht in willkürlich gewählten Bereichen der Leitungen,

Viele, auch wissenschaftlich belegte Tatsachen sprechen für die Existenz der Meridiane, durch die die Lebensenergie Qi fließt und die Organfunktionen reguliert werden.

Wege der Energie: Wie über Leitungen unsere Städte und Häuser mit elektrischer Energie versorgt werden, fließt der Strom des Lebens über die Meridianbahnen durch unseren Körper.

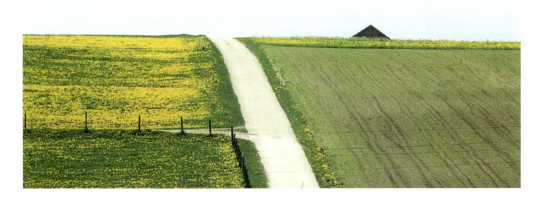

sondern nur an dafür vorgesehenen Orten wie etwa Umspannwerken beeinflusst werden kann, lassen sich auch die Meridiane nur an bestimmten Punkten stimulieren. An diesen konzentriert sich die Energie, die in dem betreffenden Meridian fließt und die durch Techniken wie Akupressur, Akupunktur und Moxibustion (siehe Seite 48ff.) reguliert – aktiviert oder eingedämmt – werden kann.

Die Stimulation bzw. Dämpfung bestimmter Punkte auf den Meridianen ist dabei nicht lokal beschränkt, sondern kann vergleichbar wie in Telefonleitungen auch an weiter entfernt liegende Bereiche des Körpers übermittelt werden.

Der Schlüssel zu unserer Gesundheit steckt in den Meridianen. Ist der Energiefluss in diesen Leitbahnen gestört oder gar blockiert, werden die dazugehörigen Organe nur unzureichend mit Energie versorgt – die Gesundheit ist gefährdet.

Die Wurzeln von Gesundheit und Krankheit

Wie Sie bereits erfahren haben, verfolgen alle Heilmethoden der chinesischen Medizin – und damit auch die Akupressur – hauptsächlich das Ziel, den ungehinderten Fluss der Energie durch unseren Körper zu sichern. Ist der Energiefluss innerhalb eines Meridians gestört oder gar blockiert, kann er seine Aufgaben nicht mehr richtig erfüllen.

Eine solche Beeinträchtigung kann das dem Meridian zugeordnete Organ in Mitleidenschaft ziehen und spezifische Beschwerden auslösen. Darüber hinaus zeigen sich unter Umständen auch Krankheitssymptome entlang dem Verlauf einer gestörten Leitbahn durch den Körper. Doch damit nicht genug: Da die Energieleitbahnen alle Teile und Organe des Körpers vereinen, können Störungen in einem Meridian das ganze System aus dem Gleichgewicht und damit Gesundheit und Wohlbefinden in Gefahr bringen.

Von inneren und äußeren Beschwerden

Für Störungen im Energiefluss der Meridiane sind innere und äußere Faktoren verantwortlich, die Sie bereits auf Seite 13 kennen gelernt haben. Je nachdem, ob innere oder äußere Einflüsse die Übeltäter waren, spricht die chinesische Medizin von inneren oder äußeren Krankheiten.

✳ Innere Krankheiten führt der chinesische Arzt auf eine Unausgewogenheit unserer Gefühle zurück. Emotionen wie Angst, Wut, Trauer, aber auch Freude und Leidenschaft sind außer Kontrolle geraten. Innere Krankheiten schaden zunächst den Organen und greifen erst danach auf die zugehörigen Meridiane über. Aufgrund ihrer komplexen Ursachen sind die durch innere Faktoren bedingten Beschwerden schwerer zu diagnostizieren und zu behandeln.

✳ Die äußeren Krankheiten führt die Medizin am Gelben Fluss auf klimatische Einflüsse wie Wind, Kälte, Hitze, Feuchtigkeit und Trockenheit zurück, die zu stark auf den Organismus eingewirkt haben. Schädigungen zeigen sich in Symptomen entlang den Meridianen und können, sofern sie nicht behandelt werden, nach einer gewissen Zeit die Organe angreifen.

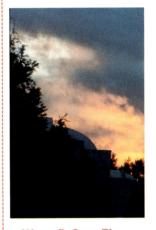

Wenn äußere Einflüsse wie Wind, Sturm, Hitze oder Kälte den Organismus zu stark beeinträchtigen, können äußere Krankheiten entstehen.

Zwölf mal zwei plus zwei mal eins

Unsere Lebensenergien zirkulieren auf zwölf Hauptmeridianen durch den Körper, die Yin und Yang zugeteilt und jeweils paarig angelegt sind: zwölf mal zwei.

Die sechs Yin-Meridiane verlaufen an den Innenseiten der Arme und Beine, die anderen sechs Meridiane der Yang-Organe dagegen an deren Außenseiten. Jeder der Yin-Meridiane ist über einen Seitenast paarweise mit einem Yang-Meridian verbunden und umgekehrt; deshalb können Störungen im Energiefluss des einen Meridians auf den anderen übergreifen und ihn beeinträchtigen.

Daneben kennt die chinesische Medizin das Konzeptions- und das Lenkergefäß, die jeweils in der Körpermitte verlaufen: zwei mal eins.

Wo unsere Energie fließt

Die Kenntnis der Meridiane bildet die Grundlage der praktischen Anwendung der Druckpunktmassage, denn bis auf einige wenige Ausnahmen liegen alle Akupressurpunkte auf den Leitbahnen.

Im Folgenden wird der Verlauf der jeweiligen Meridiane dargestellt. Die Begleittexte verweisen darauf, welche Körperfunktionen bzw. Störungen oder Beschwerden durch die Stimulierung der dazugehörigen Punkte beeinflusst werden könnte. Die Nomenklatur der Meridiane entspricht dem Standardbezugssystem, das Akupressurtherapeuten weltweit verwenden. Es ersetzt die zwar sehr klangvollen, jedoch für den westlichen Menschen recht umständlichen chinesischen Bezeichnungen und dient der einfacheren Verständigung und Handhabung.

Damit sind die wichtigsten Voraussetzungen für eine erfolgreiche Anwendung der Akupressur gegeben. Die dazu erforderlichen Techniken – vor allem die verschiedenen Grifftechniken, Drücken, Schieben, Ziehen, Punktieren, und die Moxibustion, die Wärmebehandlung – werden im nachfolgenden Abschnitt eingehend beschrieben.

Die Kenntnis des Verlaufs der nachfolgend beschriebenen einzelnen Meridiane ist die wichtigste Voraussetzung für die praktische Anwendung der chinesischen Druckpunktmassage.

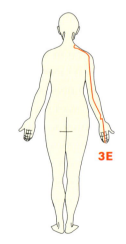

Der Dreifache-Erwärmer-Meridian (3E)

Über die Punkte auf diesem Meridian lassen sich sowohl die Ausscheidungs- und Verdauungsfunktionen als auch die Atmung beeinflussen, weshalb seine 23 Akupressurpunkte zur Behandlung von Beschwerden in diesen Bereichen dienen.

Dreifacher Erwärmer, Dickdarm, Dünndarm, Blase, Gallenblase

Der Dickdarm-Meridian (DI)

Auf dem Meridian dieses wichtigen Ausscheidungsorgans unseres Körpers hat man an 20 Punkten Zugriff auf die Darmtätigkeit und die Schleimhautfunktionen sowie auf die Atmungsorgane. Als Yang-Organ hat der Dickdarm vor allem die Aufgabe, den Fluss und die Umwandlung des Qi zu regulieren. Aus diesem Grund kommt dem Dickdarm-Meridian eine besondere Bedeutung zu.

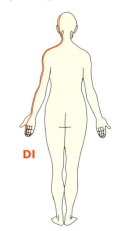

Der Dünndarm-Meridian (DÜ)

Über die insgesamt 19 Druckpunkte des Dünndarm-Meridians lassen sich Darmstörungen sowie alle krampfartigen Beschwerden und Nervosität lindern. Besonders für stressgeplagte Mitmenschen ist die Kenntnis dieses Meridians sehr wichtig.

Der Blasen-Meridian (BL)

Die 67 Punkte dieses Meridians wirken zunächst günstig auf alle Beschwerden, die mit den Nieren und der Blase zusammenhängen. Aber auch bei Hormonstörungen und Gelenkbeschwerden wird ihre Stimulierung empfohlen.

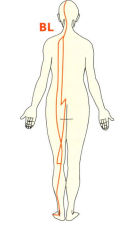

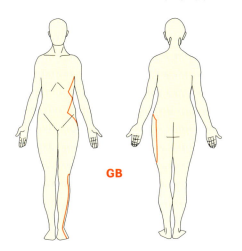

Der Gallenblasen-Meridian (GB)

Die Stimulierung der 44 Druckpunkte dieses Meridians empfiehlt sich bei Gallenblasenerkrankungen, bei nervösen Beschwerden, Kopfschmerzen und Gelenkbeschwerden.

Die Heilkraft der Hände

Beachten Sie

Auch bei der Zuordnung der Meridiane zu den Körperorganen gilt das Yin-Yang-Prinzip. Beide Seiten hängen untrennbar miteinander zusammen, bedingen einander und können sich auch gegenseitig beeinträchtigen.

Der Herz-Meridian (HE)

Über die 9 Punkte des Herz-Meridians können Beschwerden, die im Zusammenhang mit dem Herz und dem Kreislauf stehen, behandelt werden. Darüber hinaus dienen sie der Linderung von seelischen Beschwerden, denn nach chinesischer Auffassung gilt das Herz als Ort des Geistes.

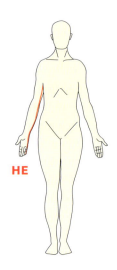
HE

Der Leber-Meridian (LE)

Die Stimulierung der 14 Druckpunkte des Leber-Meridians gewährleistet den gleichmäßigen Fluss der Lebensenergie, regelt die Verdauung und erhält das harmonische Gleichgewicht des Gemütszustandes. Entsprechend akupressiert man sie bei Leber- und Gallenblasenstörungen sowie bei Verdauungsbeschwerden, geistiger Überlastung, seelischer Unausgeglichenheit und Angstzuständen.

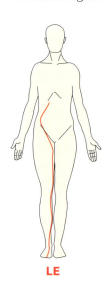
LE

Der Lungen-Meridian (LU)

Über die 11 Punkte auf dem Lungen-Meridian können das Atmungssystem sowie die Haut beeinflusst werden. Ferner lassen sich damit auch einige Beschwerden, die auf die Nieren und die Blase zurückgehen, behandeln. Wichtig ist der Lungen-Meridian besonders, wenn es um Probleme bei der Regulierung der Körperflüssigkeiten geht.

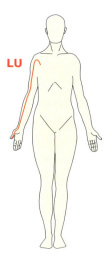
LU

Magen, Milz, Nieren

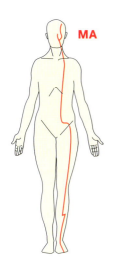

Der Magen-Meridian (MA)
Die Stimulierung der 45 Punkte auf diesem Meridian lindert Beschwerden des Magens, aber auch der anderen Verdauungsorgane wie Dünn- und Dickdarm. Darüber hinaus lässt sich über den Magen-Meridian das Nervenkostüm stärken und der Kreislauf ausgleichen.

Die Akupressur des Magen-Meridians hilft nicht nur bei klassischen Magen-Darm-Erkrankungen, sondern vor allem auch bei nervöser Erschöpfung und Kreislaufschwäche.

Der Milz-Pankreas-Meridian (MP)
Die Druckpunkte des Milz-Meridians, 21 an der Zahl, dienen der Linderung von Periodenbeschwerden, Verdauungsstörungen, Bindegewebsschwäche und Muskelleiden. Auch bei Angstzuständen, Traurigkeit und Niedergeschlagenheit sollten sie stimuliert werden.

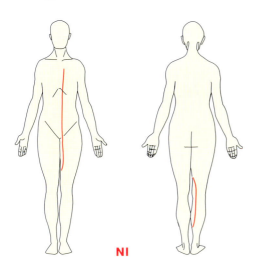

Der Nieren-Meridian (NI)
Bei Nieren-Blasen-Beschwerden, Menstruationsstörungen und -schmerzen, Potenzstörungen und Gelenkschmerzen empfiehlt sich die Stimulierung der insgesamt 23 Punkte des Nieren-Meridians, die sich auch zur maßvollen Anregung des Stoffwechsels sowie bei allgemeinen Schwächezuständen und Erschöpfung sehr gut eignen.

Die Heilkraft der Hände

Das Konzeptionsgefäß, ein eigenständiger Meridian, der in der Mitte des Körpers verläuft, vereinigt alle Yin-Meridiane. Das Lenkergefäß, ein Meridian, der entlang der Wirbelsäule verläuft, vereinigt alle Yang-Meridiane des Körpers.

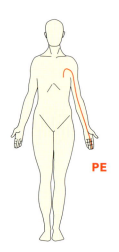

Der Kreislauf-(Herzbeutel-) Meridian (PE)

Die 9 Druckpunkte dieses Meridians beeinflussen, wie der Name schon andeutet, Herz und Kreislauf, aber auch seelische Störungen sowie Probleme im Zusammenhang mit der Sexualität.

Das Konzeptionsgefäß (KG)

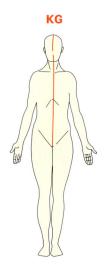

Von den Chinesen oft als »Meer der Yin-Organe« bezeichnet, da sie alle Yin-Meridiane vereinigt, besitzt diese in der Körpermitte verlaufende Leitbahn einen eigenständigen Energiekreislauf und ist im Gegensatz zu den anderen Meridianen nicht paarig angelegt. Auf dem Konzeptionsgefäß liegen 24 Druckpunkte.

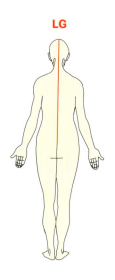

Das Lenkergefäß (LG)

Das »Meer der Yang-Organe« verläuft über den Rücken entlang der Wirbelsäule und vereinigt am siebten Halswirbel sämtliche Yang-Meridiane. Deshalb gilt das Lenkergefäß mit seinen 28 Energiepunkten auch als der »Chef« über alle Yang-Meridiane und -Organe. Im oberen Teil dieses Gefäßes liegen Punkte, deren Stimulierung ausschließlich auf die Seele wirkt, während auf die Energiepunkte im unteren Abschnitt nur der Körper anspricht.

Die Praxis der Druckpunktmassage

Die goldenen Regeln der Akupressur

Die großen Meister im alten China konnten ihre Patienten heilen, ohne sie dazu zu berühren: Sie richteten ihre ganze Konzentration auf die betreffenden Meridianpunkte und ließen ihre Energie fließen. Ganz so weit müssen Sie es natürlich nicht bringen. Derartige Perfektion bedarf jahrzehntelanger Praxis und großer heilerischer Fähigkeiten.

✴ Für die Selbstbehandlung genügt es, wenn Sie die Bereitschaft mitbringen, sich im beschriebenen Sinn der Akupressur auf die Begegnung mit Ihrem Körper einzulassen.

✴ Darüber hinaus bedarf es der Kenntnis einiger Grundregeln und natürlich der verschiedenen Grifftechniken, um in den vollen Genuss der wohltuenden Wirkungen der Druckpunktmassage zu kommen – sei es, um mit ihrer Hilfe den Energiefluss im Körper zu harmonisieren, Alltagsbeschwerden wirksam zu behandeln oder ganz allgemein etwas zur Erhaltung Ihrer Gesundheit und Ihres Wohlbefindens zu tun.

Die Selbstbehandlung mit Hilfe der Akupressur kann von jedem ohne große Mühe erlernt werden. Nur ein wenig Übung ist erforderlich, wenn man jeden Tag etwas zur Steigerung des Wohlbefindens tun will.

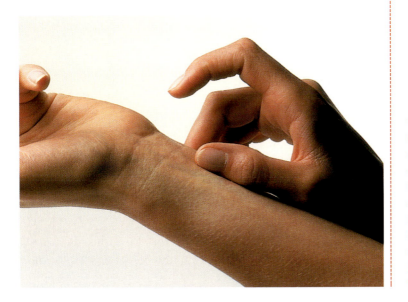

Wenn man den Verlauf der Meridiane und die Position der wichtigsten Druckpunkte kennt sowie die Grifftechniken beherrscht, kann die Akupressur zu jeder Zeit an jedem Ort durchgeführt werden.

Die Heilkraft der Hände

*Um den Energiefluss anzuregen, wird in rechtsdrehenden Kreisbewegungen tonisiert.
Soll ein Energieüberschuss abgebaut werden, wird in linksdrehenden Kreisbewegungen sediert.*

Die Grifftechniken

Zur Stimulierung der Meridianpunkte bedient sich die chinesische Medizin verschiedener Techniken. Neben den unterschiedlichen Griffen kennt man im Reich der Mitte auch die Moxibustion. Auf dieses – auch zur Selbstbehandlung seit Jahrhunderten bewährte – Verfahren wird ab Seite 48 genauer eingegangen. Zunächst wollen wir Sie mit den allgemein gebräuchlichen Grifftechniken bekannt machen, die Sie – bis auf wenige Fälle, in denen eine ganz bestimmte Akupressur angezeigt ist – nach persönlicher Vorliebe anwenden können. Es empfiehlt sich, alle hier vorgestellten Grifftechniken erst einmal einzuüben. Später wird man dann die herausfinden, mit welchen der größte Behandlungserfolg erzielt wird.

VOM DÄMPFEN UND ANREGEN

In der Akupressur gibt es zwei verschiedene Möglichkeiten, um Energiemangel bzw. Energieüberschuss auszugleichen und so das harmonische Gleichgewicht des Lebensenergieflusses wiederherzustellen. Bei einem Mangel an Energie, der typisch für chronische Beschwerden ist und sich u. a. in Schwächegefühlen äußert, gilt es, den Punkt anzuregen. Dies geschieht durch das Tonisieren, das Akupressieren in rechtsdrehenden Kreisbewegungen. Bei akuten Erkrankungen und wenn Sie den Druck als etwas unangenehm empfinden, ist meist ein lokaler Überschuss an Energie vorhanden. Hier ist das Sedieren, das Dämpfen, angezeigt. Dazu massieren Sie in linksdrehenden Kreisbewegungen.
Die Faustregel lautet:
✳ Zum Anregen (Tonisieren) immer rechtsherum massieren.
✳ Zum Dämpfen (Sedieren) immer linksherum massieren.

Techniken der Selbstbehandlung

Drücken

Auch »Drücken in kreisender Bewegung« genannt, wird diese Grifftechnik am häufigsten angewendet, um einen Punkt zu stimulieren. Sie eignet sich besonders gut für den ungeübten Laien zur Selbstakupressur.

Dabei setzen Sie die Kuppe des Daumens, Zeige- oder Mittelfingers ins Zentrum des Punktes und massieren dann kreisend im Uhrzeigersinn. Bei akuten Schmerzen akupressieren Sie mit leichtem Druck; bei chronischen Beschwerden können Sie mittelstarken Druck ausüben. Der Druck sollte aber in jedem Fall so stark sein, dass sich das Gewebe unter den Fingern beim Kreisen mitbewegt.

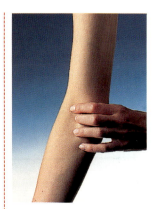

Das Drücken in kreisender Bewegung ist die einfachste Grifftechnik der Akupressur.

Schieben

Dazu führen Sie mit dem Zeige- und mit dem Mittelfinger Schiebebewegungen entlang einer Linie oder einer Zone aus. Die Finger sollten dabei gestreckt sein.

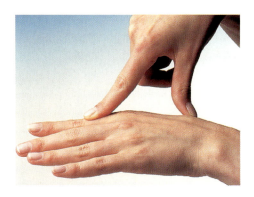

Die nebenstehenden einfachen Grifftechniken lassen sich nach einiger Übung leicht anwenden. Am besten, man beginnt zuerst mit der Drücktechnik, die kaum Vorkenntnisse erfordert.

Ziehen

Diese Grifftechnik ist dem Schieben sehr ähnlich. Der wesentliche Unterschied besteht allerdings darin, dass hierbei mit dem Zeige- und mit dem Mittelfinger Zugbewegungen ausgeführt werden.

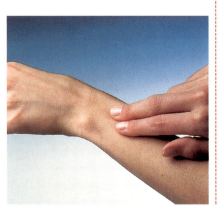

Beim Ziehen werden mit Zeige- und Mittelfinger leichte Zugbewegungen entlang einer Linie oder Zone ausgeführt.

Die Heilkraft der Hände

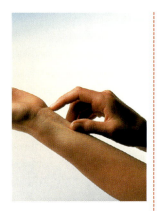

Beim Punktieren wird mit der Fingerkuppe leicht auf den zu behandelnden Meridianpunkt geklopft.

Punktieren
Dabei klopfen Sie mit der Kuppe des Zeige- oder Mittelfingers auf den zu behandelnden Meridianpunkt.

Bei der Anwendung der unterschiedlichen Grifftechniken sollten Sie auch berücksichtigen, dass jeder Meridianpunkt – je nach Art und Lage – unterschiedliche Reaktionen auslösen kann. Abhängig vom Energiezustand Ihres Körpers und Ihren augenblicklichen Bedürfnissen können Sie unter den folgenden Punkten auswählen.

✽ **Dämpfungspunkte** Sie empfehlen sich bei Energieüberschuss, denn durch ihre Behandlung wird Energie aus dem Körper geleitet.
✽ **Anregungspunkte** Über sie können Sie Ihre Energie wieder anregen und verborgene Kraftreserven aktivieren.
✽ **Harmonisierungspunkte** Über diese Punkte, jeweils am Anfang und am Ende jedes Meridians gelegen, lassen sich die Energien in den zugeordneten Organen ausgleichen.
✽ **Spezialpunkte** Diese Punkte liegen in der Regel außerhalb der Meridiane und entfalten bei bestimmten Beschwerden eine besonders gute Heilwirkung.

Die Moxibustion

Außer durch Druck können die Meridianpunkte auch durch Wärmeanwendung stimuliert werden. Dieses Verfahren nennt man Moxibustion.

Außer der Akupressur und der Akupunktur kennt die Traditionelle Chinesische Medizin noch eine weitere Möglichkeit, die Meridianpunkte zu stimulieren – nicht durch Fingerdruck und Nadelspitzen, sondern mittels Wärme. Die Rede ist von der Moxibustion, kurz »Moxa« genannt.

Dabei werden Druckpunkte durch das Abbrennen von getrockneten und gestampften Beifußblättern erwärmt – ein Verfahren, das bereits im »Huang-ti nei-ching«, dem Klassiker der chinesischen Medizin aus dem 3. Jahrhundert v. Chr., lobende

Stimulierung durch Wärme

Erwähnung findet. Beifußkraut erzeugt beim Verbrennen eine tief gehende und energetisierende Wärme; deshalb verwendet man nur dieses Heilkraut für die Moxibustion.

✳ In früheren Zciten wurden die Moxa-Kegel, kleine spitze Hütchen aus Beifußblättern, direkt auf der Haut angezündet und abgeglüht. Diese Methode ist jedoch recht schmerzhaft und gefährlich, falls der Beifußkegel zu weit herunterglüht. Deshalb kam man auf die Idee, zur »Isolation« eine Scheibe frischen Ingwer oder Knoblauch zwischen Moxa-Kegel und Haut zu legen und damit das Verbrennungsrisiko zu verringern.

✳ Am sichersten, absolut schmerzfrei und deshalb am beliebtesten ist die sanfte Moxibustion durch die so genannte Moxa-Zigarre, eine in dünnes Papier eingerollte Stange aus getrockneten Beifußblättern. Sie erlaubt eine ganz präzise Stimulierung des Meridianpunktes: Die Zigarre wird an einem Ende zum Glühen gebracht, am zu behandelnden Punkt an die Haut angenähert und wieder weggeführt. Das wiederholt man so lange, bis sich die Haut rötet – das Zeichen, dass der Punkt reagiert und die Moxa-Behandlung gewirkt hat.

Die Anwendung von so genannten Moxa-Zigarren zur Wärmestimulierung der Meridianpunkte ist ein sicheres und absolut schmerzfreies Verfahren von hoher therapeutischer Wirksamkeit.

BEIFUSS – EIN UNIVERSELLES HEILMITTEL

Beifuß, sowohl in Europa wie in Asien beheimatet, kann in beiden Kulturkreisen auf eine lange Tradition als universelles Heilmittel bei vielen Beschwerden zurückblicken. Der heute mehr als Küchenkraut geschätzte Korbblütler gilt seit dem Altertum als gutes Mittel gegen Erschöpfung: Die römischen Legionäre sollen sich Beifußblätter in ihre Sandalen gelegt haben, um bei strapaziösen Märschen vor Schwächeanfällen gewappnet zu sein. Auch bei Magenbeschwerden, Blasenleiden, Durchfallerkrankungen, Darmparasiten und Wurmbefall bewährt sich Beifuß als Heilmittel.

Die Heilkraft der Hände

Beachten Sie

Nicht bei allen Beschwerden ist die Moxa-Anwendung sinnvoll. Vor allem beim Auftreten von Fieber, Entzündungen oder Blutungen muss sie unbedingt vermieden werden. Näheres dazu erfahren Sie im nachfolgenden Behandlungsteil.

Erlaubte und nicht erlaubte Anwendungen der Moxibustion

Erlaubt bei	Verboten bei
Erschöpfung	Fieber
Schwindelanfällen	Infektiösen Erkrankungen
Niedrigem Blutdruck	Akuten Entzündungen
Kältegefühl im Körper	Plötzlich auftretenden
Niedergeschlagenheit	Blutungen
Anhaltenden Durchfällen	Menstruation
Chronischer Bronchitis	Nervosität und Erregung
Asthma	Schlafstörungen

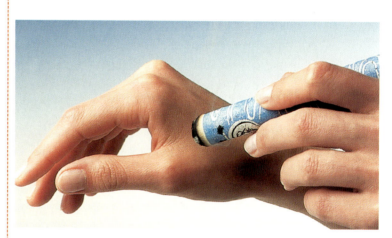

Wärmestimulierung kann mit der Moxa-Zigarre durchgeführt werden.

Moxa ganz privat

Die Wärmebehandlung mit Beifuß wird in der Regel durch den Arzt oder Therapeuten durchgeführt. Sie können Moxa aber auch bei sich zu Hause selbst anwenden; Moxa-Rolls und Moxa-Zigarren können in Apotheken bestellt werden.

Im Behandlungsteil (siehe Seite 58ff.) wird Moxibustion bei manchen Beschwerden als Ergänzung zur Akupressur empfohlen. Wichtigste Faustregeln sind dabei:

* Niemals im Kopfbereich, im Gesicht und in der Nähe von Schleimhäuten »moxieren«.
* Jeden Punkt sechs- bis achtmal erhitzen, bis eine Rötung und ein intensives Wärmegefühl entstehen.
* Die Moxa-Zigarre stets auf einen halben bis einen Zentimeter Abstand von der Haut halten.
* Wenn es Ihnen zu heiß wird und Sie sich unwohl fühlen, sofort mit der Behandlung aufhören.
* Nur erlaubte Anwendungen (siehe Seite 50) mit Moxa durchführen (die intensive Wärmeentwicklung kann sich bei einigen Beschwerden negativ auswirken).

Kalt oder warm?

Bei Kälte (Yang-Mangel) wird Wärme als angenehm empfunden; in diesem Fall ist die Moxibustion angezeigt. Bei einem Yang-Überschuss und entsprechend bei Hitze wird Wärme am Punkt als unangenehm empfunden, weswegen dann keine Moxibustion durchgeführt werden sollte. Dabei muss jedoch berücksichtigt werden, dass bei vielen Menschen ein Ungleichgewicht vorliegt; das heißt, sie haben unter Umständen kalte Füße, aber ein heißes Gesicht.

Auf den Punkt – fertig, los

Im Behandlungsteil ist die Lage der empfohlenen Meridianpunkte jeweils genau beschrieben; detaillierte Abbildungen erleichtern Ihnen das Auffinden des Druckpunkts zusätzlich. Trotz all dieser Hilfen kann es jedoch vorkommen, dass man knapp am Punkt vorbei – und damit eben daneben – greift. Deshalb empfiehlt es sich, den Bereich um den jeweiligen Punkt sanft abzutasten, bis Sie jene bestimmte Stelle gefunden haben, an der Sie spontan fühlen: Hier liege ich richtig.

Meridianpunkte unterscheiden sich durch eine andere Gewebefestigkeit und eine höhere Schmerzempfindlichkeit von

---

Der Moxa-Tipp

Ein Tipp für alle männlichen Leser über 30 Jahre: Chinesische Ärzte empfehlen mindestens einmal pro Woche eine Moxa-Behandlung des 36. Punktes des Magen-Meridians (MA 36; siehe Seite 96). Dies dient der allgemeinen Vitalisierung und stärkt den Magen und die Milz, die beide bei Männern ab dem 30. Lebensjahr meist geschwächt sind, was sich in Müdigkeit, erhöhter Stressanfälligkeit und Energiemangel äußert.

der Umgebung und sind daher kaum zu verfehlen. Oft lässt sich auch eine kleine Einbuchtung ertasten. Versuchen Sie auch immer, im Zentrum des Punktes zu akupressieren, dann ist Ihnen der Erfolg Ihrer Bemühungen (fast) schon sicher.

Akupressieren wie die alten Meister

Was Sie vor Beginn beachten sollten

✳ Der Raum, in dem Sie die Akupressur vornehmen, sollte Ihnen angenehm und ruhig sein. Achten Sie darauf, dass er gut gelüftet und wohl temperiert ist, denn Wärme und frische Luft tragen sehr zur Entspannung bei.

✳ Während der Behandlung sollten Sie ungestört sein; hören Sie also keine Musik, und stellen Sie auch Ihr Telefon leise.

✳ Tragen Sie bequeme Kleidung, möglichst aus natürlichen Materialien wie Baumwolle, Leinen oder Wolle. Enge Rock- und Hosenbünde sind tabu, denn sie behindern den Energiekreislauf und beeinträchtigen die Atmung. Da beim Akupressieren, bedingt durch die tiefe Entspannung, Blutdruck und Pulsfrequenz absinken, empfiehlt es sich, eine Strickjacke oder einen Pullover mehr anzuziehen, als Sie es sonst gewohnt sind.

✳ Ziehen Sie Ihre Schuhe bei der Behandlung aus.

✳ Akupressieren Sie im Sitzen oder Liegen, je nachdem, wie Sie sich wohler fühlen, und natürlich abhängig davon, wo die zu behandelnden Punkte liegen.

✳ Bevor Sie mit dem Akupressieren beginnen, legen Sie zur besseren Entspannung beide Hände flach auf den Bauch und atmen mehrmals ungezwungen und tief ein und aus. Damit gelangen Sie ganz von allein zu einer entspannungsfördernden Tiefenatmung.

✳ Falls Sie zwischendurch im Büro akupressieren möchten, sollten Sie zuvor eine kleine Entspannungspause einlegen, um ein wenig Abstand vom beruflichen Alltag zu gewinnen.

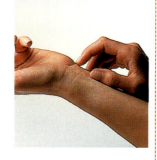

Mit dem Finger auf den Punkt kommen – das ist das ganze Geheimnis der Akupressur.

Richtig drücken

✵ Akupressieren Sie nicht, wenn Sie Hunger haben, aber auch nicht bei vollem Magen. Grundsätzlich empfiehlt es sich, nach einer leichten Mahlzeit mindestens eine Stunde, nach einem üppigen Gericht sowie nach dem Genuss von Alkohol zwei bis drei Stunden mit der Behandlung zu warten.

✵ Akupressur unter Termindruck ist im Grunde vergeudete Liebesmüh. Lassen Sie das Akupressieren deshalb bei Zeitmangel lieber ausfallen, oder verschieben Sie es auf einige Stunden später.

✵ Führen Sie die Akupressur auch nach dem Verschwinden der Beschwerden noch einige Tage weiter, denn auf diese Weise können Sie einem Rückfall wirksam vorbeugen.

✵ Da alle Meridiane paarig angelegt sind, akupressieren Sie die jeweils empfohlenen Druckpunkte gleichzeitig oder nacheinander auf beiden Körperhälften.

Nehmen Sie sich unbedingt Zeit für die Akupressurbehandlung. Wer unter Termindruck eine Behandlung beginnen will, sollte es lieber bleiben lassen, weil die Anwendung in diesen Fällen fast immer ohne Erfolg bleibt.

Der Druck macht's ...

✵ Drücken Sie langsam und rhythmisch, damit die Gewebeschichten und die inneren Organe richtig reagieren können. Vermeiden Sie abrupten und gewaltsamen Druck.

✵ Setzen Sie die Finger- oder Daumenkuppen fest auf den zu behandelnden Punkt.

✵ Arbeiten Sie möglichst nicht mit den Fingernägeln, denn das erhöht zwar die Präzision beim Drücken, aber leider auch das Infektionsrisiko infolge kleiner Verletzungen.

✵ Halten Sie Ihre Fingernägel möglichst kurz, damit Sie sich nicht verletzen.

✵ Im Bereich der Lymphdrüsen (Leiste, Halsbereich unterhalb der Ohren und Achselhöhlen) ist man sehr empfindlich. Akupressieren Sie also hier nur mit leichtem Druck.

✵ Akupressieren Sie nicht an verletzten, verbrannten oder infizierten Körperstellen sowie an Geschwüren und Pickeln. Auch bei Narben ist Vorsicht geboten: Während des ersten

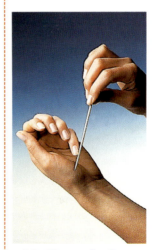

Die Fingernägel sollten möglichst kurz sein, um Verletzungen zu vermeiden.

Die Heilkraft der Hände

Monats nach der Verletzung oder der Operation sollten sie nicht akupressiert werden. Einige Zentimeter von der Narbe entfernt fördert die Stimulierung jedoch den Heilungsprozess.

SCHWER ERREICHBARE AKUPRESSURPUNKTE

Manche Punkte am Rücken sind von eigener Hand nicht zu erreichen und schwer zu akupressieren. In diesem Fall legen Sie einfach eine kleine harte Kugel auf den Boden und lassen sich so darauf nieder, dass die Kugel genau den Behandlungspunkt berührt.

... und die Dauer

Für die Dauer einer Akupressurbehandlung gibt es keine festen Regeln. Vertrauen Sie am besten Ihrem Körper; er wird Ihnen rechtzeitig signalisieren, wenn eine weitere Stimulierung nicht mehr erforderlich ist.

Auf die Frage, wie lange man einen Punkt akupressieren sollte, können selbst erfahrene Akupressurtherapeuten keine allgemein gültige Antwort geben. Denn jeder Mensch reagiert anders auf die Akupressur bestimmter Punkte – das ist immer abhängig von seiner energetischen Gesamtverfassung, von seinem Alter und natürlich auch abhängig von seinen momentanen Beschwerden.

✱ Die optimale Dauer der Behandlung eines Punktes kann individuell verschieden zwischen 30 Sekunden und 10 Minuten schwanken.

✱ Säuglinge und Kleinkinder sollten grundsätzlich nicht länger als 30 Sekunden an einem Punkt akupressiert werden.

✱ Bei älteren Menschen haben sich im Lauf der vielen Lebensjahre energetische Blockaden gebildet. Deswegen kann es bei ihnen oftmals länger dauern, bis diese Störungen ausgeglichen sind und eine Wirkung eintritt.

Klare zeitliche Vorgaben benötigen Sie bei der Akupressur im Grunde aber nicht, denn Ihr eigener Körper ist der zuverlässigste Maßstab für die Dauer der Behandlung. Er teilt Ihnen ganz genau mit, wann er »genug hat« und weitere Reize nicht

Die Körpersignale beachten

mehr aufnehmen kann bzw. ab wann diese ihm sogar schaden. Versuchen Sie also, Ihre Sinne zu öffnen für das, was Ihnen Ihr Körper mitteilt. Er weiß ohne Zweifel, was ihm gut tut. Das bedeutet auch, dass Sie sofort mit dem Akupressieren aufhören, wenn sich – was allerdings nur selten vorkommt – Schwindel, Kopfschmerzen oder Übelkeit einstellen.

Übereinstimmung bezüglich der Behandlungsdauer besteht unter Akupressurtherapeuten in zwei anderen Punkten:

✳ Die gesamte Behandlung aller empfohlenen Punkte sollte 25 bis 30 Minuten nicht überschreiten.

✳ Ein Körperbereich sollte nicht länger als 15 Minuten behandelt werden.

Bei zu langer Aktivierung kann nämlich zu viel Energie frei werden und sich in Kopfschmerzen sowie Übelkeit äußern: Die Wirkungen, welche die Druckpunktmassage in unserem Körper entfaltet, sollten nicht unterschätzt werden.

Beachten Sie

Wenn sich Übelkeit oder ein Schwindelgefühl einstellt, sofort mit dem Akupressieren aufhören!

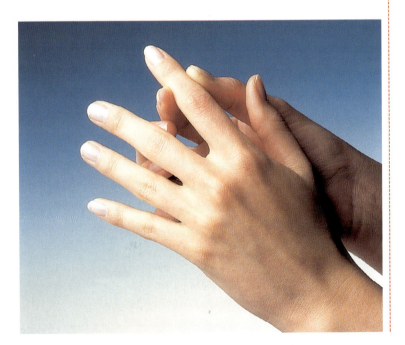

Wie lange Sie einen einzelnen Akupressurpunkt behandeln müssen, spüren Sie nach ein wenig Übung an Ihrer körperlichen und seelischen Reaktion. Weniger als 30 Sekunden und mehr als zehn Minuten sollten es aber nicht sein.

Die Grenzen der Akupressur

Die altbewährte chinesische Heilmethode der Akupressur birgt unzählige Möglichkeiten in sich. Doch sie stößt auch an Grenzen und kann nicht in allen Lebenslagen, bei allen Beschwerden und auch nicht bei jedem Menschen bedenkenlos angewendet werden.

So kann und soll die Akupressur in keinem Fall eine medizinisch notwendige Behandlung durch den Arzt sowie erforderliche operative Eingriffe ersetzen. Bei schweren gesundheitlichen Störungen und lebensbedrohlichen Erkrankungen, denen schwerwiegende organische Schäden zugrunde liegen, wie etwa bei Arteriosklerose, ist die Akupressur nicht mehr geeignet. Sie bewirkt zwar unter Umständen eine Schmerzlinderung, kann jedoch als Therapie dauerhaft nichts ausrichten. Akupressur ist deshalb nicht anzuwenden bei:

* Schweren Herz- und Kreislauferkrankungen
* Starkem Bluthochdruck
* Lokalen Hautveränderungen im Bereich der Druckpunkte (Eiterungen, Geschwüre, Pilzinfektionen, Narben)
* Übertragbaren Hautkrankheiten
* Schweren bakteriellen Infektionen
* Sexuell übertragbaren Krankheiten

Beachten Sie

Die Akupressur kann und darf die fachärztliche Behandlung nicht ersetzen. Insbesondere bei lebensbedrohenden Erkrankungen, bei unklaren Symptomen und in der Schwangerschaft sollte man die Akupressur nicht anwenden oder sich mit dem Arzt über die richtige Anwendung beraten.

Der Arzt als Partner

Sie sollten in jedem Fall – vor allem wenn Sie ernstere Probleme mit Ihrer Gesundheit haben – Ihren Arzt darüber informieren, dass Sie sich mit Akupressur selbst behandeln und seine Therapie damit ergänzen und unterstützen möchten. Dies ist immer zwingend erforderlich, wenn Sie in anderen Umständen sind, denn zu bestimmten Zeitpunkten während der Schwangerschaft dürfen einige Punkte keinesfalls gedrückt werden.

Übrigens: Haben Sie keine Scheu, Ihrem Arzt zu »offenbaren«, dass Sie sich für Akupressur interessieren und diese bei sich anwenden möchten. Immer mehr Mediziner, auch die Vertreter der strengen schulmedizinischen Ausrichtung, öffnen sich alternativen Methoden zur Erhaltung der Gesundheit, insbesondere gegenüber jenen des fernöstlichen Kulturkreises. Die Akupunktur beispielsweise ist in nicht wenigen Praxen fester Bestandteil des Behandlungskanons.

Auch die so genannte Schulmedizin öffnet sich immer mehr den alternativen Therapiemethoden. Das gilt in wachsendem Maß auch für die Akupressur. Viele Ärzte haben inzwischen erkannt, dass die Anwendung dieser Methode ihre medizinischen Bemühungen durchaus unterstützt.

Akupressur für Kinder

Auch im Bereich der Kinderheilkunde ist die Akupressur gut geeignet, um die kleinen Patienten ohne Nebenwirkungen von vielen Alltagsbeschwerden und kleinen Wehwehchen zu befreien. Neben ihrer heilenden Wirkung kommt dieser sanften Methode aber auch große Bedeutung im psychologischen Bereich zu: Die sanfte Berührung ist eine besonders intensive Form der Zuwendung, die Heilung, Linderung und Entspannung bringt. Ängste verschwinden, und ein Gefühl wohliger Geborgenheit stellt sich ein.

Bei Kindern akupressiert man prinzipiell auf die gleiche Weise, wie sie im nachfolgenden Behandlungsteil beschrieben wird. Beachten Sie jedoch, dass die Griffe sanfter angesetzt werden und die Stimulierung deutlich kürzer durchgeführt wird. Meist reicht es aus, wenn Sie die einzelnen Akupressurpunkte für 20 Sekunden drücken; länger als eine Minute sollte man in keinem Fall behandeln. Die Moxibustion (siehe Seite 48ff.) ist für Kinder nicht geeignet.

Beobachten Sie genau, ob sich das Kind bei der Behandlung wohl fühlt. Zeigt es in irgendeiner Weise Ablehnung, brechen Sie die Massage sofort ab. Und denken Sie daran: Bei unklaren Symptomen dürfen Sie auf keinen Fall zögern, mit dem Kind den Kinderarzt aufzusuchen.

Rundum gesund mit Akupressur

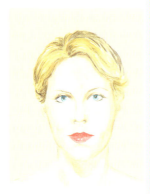

Die sanfte und natürliche Heilmethode der chinesischen Druckpunktmassage bietet nicht nur die Möglichkeit, Energien zu harmonisieren und Blockaden in deren Fluss zu beseitigen, um damit das Wohlbefinden des Menschen zu erhalten. Sie dient auch dazu, das verlorene körperliche und geistig-seelische Gleichgewicht und damit die Gesundheit wiederherzustellen. Wie dies in der Praxis geschieht, erfahren Sie in diesem Kapitel.

Auf den Punkt kommen – gezielter Druck mit großer Wirkung.

Das Wichtigste über die Akupressurpunkte

Wie Sie auf den Punkt kommen

Einerlei, ob akute oder chronische Gesundheitsstörungen: Akupressur kann viele Beschwerden per Fingerdruck lindern und oftmals sogar vollkommen heilen. Der besseren Übersicht halber in alphabetischer Reihenfolge angeordnet, erfahren Sie auf den nachfolgenden Seiten, wie Sie einfache Alltagsbeschwerden mit Hilfe der chinesischen Heilmassage behandeln können. Dabei sind Krankheitsbild und Ursachen der betreffenden Gesundheitsstörung hauptsächlich aus der Sicht der chinesischen Medizin beschrieben. Daran anschließend werden die einzelnen Druckpunkte, die Sie zur Behandlung akupressieren sollen, genannt. Wo diese sich befinden, wird genau beschrieben, damit Sie jederzeit nachprüfen können, ob Sie auch »richtig liegen«.

Sehr viele alltägliche Gesundheitsbeschwerden können mit Hilfe der Akupressur rasch gelindert und in vielen Fällen vollkommen beseitigt werden.

Allgemeine Hinweise für die Praxis

Kurz noch ein paar grundsätzliche Anmerkungen zu den Druckpunkten und zur Behandlung, die Sie bei der Anwendung berücksichtigen sollten.

✳ Bei manchen Menschen kann die Lage eines Punktes von der hier beschriebenen abweichen; halten Sie sich deshalb nicht sklavisch an die vorgegebenen Beschreibungen, sondern lassen Sie sich bei der Punktsuche auch von Ihrem Gefühl leiten, und tasten Sie sich langsam an den Bereich, in dem der betreffende Druckpunkt liegen soll, heran.

✳ In der Regel spürt man selbst sehr genau, wo sich der Punkt befindet, denn diese Stelle ist meist empfindlicher und schmerzt leicht auf Druck.

✳ Zu Beginn kann es natürlich vorkommen, dass Sie die Punkte nicht auf Anhieb finden. Doch mit etwas Geduld haben Sie diese Anlaufschwierigkeiten schnell überwunden und wissen dann schon fast »intuitiv«, wo Sie akupressieren müssen.

✳ Alle ausgewählten Druckpunkte haben sich in der Praxis bewährt und sind auch von Anfängern in Sachen Akupressur gut zu finden.

✳ Bei nahezu allen Beschwerdebildern finden Sie zusätzlich spezielle chinesische Heilrezepte zur Ergänzung der Akupressurbehandlung.

✳ Bedenken Sie bei der Selbstbehandlung immer, dass diese Heilmethode nicht bei jeder Beschwerde, nicht zu jeder Zeit und auch nicht bei jedem Menschen gleich gut wirkt. Die Behandlungsempfehlungen können und wollen Untersuchung, Beratung und Behandlung eines Arztes oder Heilpraktikers nicht ersetzen.

Werden Sie nicht ungeduldig, wenn Sie die Methode nicht schon bei der ersten Anwendung perfekt beherrschen. Sie ist zwar von jedermann leicht zu erlernen, aber Sie wissen ja – erst die Übung macht den Meister.

Abstimmung mit dem Arzt oder Heilpraktiker

Informieren Sie Ihren Arzt oder Heilpraktiker darüber, wenn Sie Akupressur zur Unterstützung seiner Therapie anwenden wollen. Das ist besonders bei schwerwiegenderen Gesundheitsstörungen wichtig, denn unter Umständen hat Ihr Arzt Einwände gegen eine Selbstbehandlung. Sollten während der Behandlung Befindlichkeitsstörungen wie beispielsweise Übelkeit und Schwindelgefühle, Kreislaufprobleme oder Kopfschmerzen auftreten – was allerdings nur äußerst selten vorkommt –, hören Sie sofort mit dem Akupressieren auf und legen sich für eine Weile hin oder gehen an die frische Luft. Wenn sich Ihre Beschwerden trotz der Akupressurbehandlung nicht bessern oder sich sogar verschlimmern sollten, holen Sie bitte umgehend ärztlichen Rat ein.

Zu Ihrer Information

Bei den im Anschluss vorgestellten Beschwerden sind jeweils die Ursachen aus der Sicht der Traditionellen Chinesischen Medizin dargestellt. Auf die Beschreibung von Krankheitsbild und Ursachen, so wie sie die westliche Medizin erklärt, wurde ganz bewusst verzichtet.

DIE KURZBEZEICHNUNGEN DER AKUPRESSURPUNKTE

Bei den Kurzbezeichnungen der Akupressurpunkte stehen die Großbuchstaben für den Meridian, auf dem der betreffende Punkt liegt; die Zahlen geben an, um den wievielten Punkt es sich dabei handelt. Zwei Beispiele: NI 3 ist der dritte Punkt auf dem Nieren-Meridian, 3E 6 der sechste Punkt auf dem Dreifachen-Erwärmer-Meridian. Die Position ist in den Abbildungen markiert.

Beschwerden und ihre Behandlung

Auf Seite 14ff. haben Sie die Lehre von den fünf Elementen und ihre Bedeutung für Diagnose und Behandlung bereits kennen gelernt. Die folgende Tabelle soll Ihnen nochmals einen vollständigen Überblick über die einzelnen Elemente und die ihnen zugeordneten Organe, Körperfunktionen sowie Emotionen geben, um Ihnen das Verständnis dieser für uns sehr fremden medizinischen Denkweise zu erleichtern. Der Vollständigkeit halber sind in der Tabelle auch die Bezüge zwischen den fünf Elementen und Jahreszeiten, klimatischen Einflüssen, Farben und Geschmacksrichtungen dargestellt.

Komplexe Zusammenhänge

DIE FÜNF ELEMENTE UND IHRE ZUORDNUNGEN

	Holz	Feuer	Erde	Metall	Wasser
Yin-Organe	Leber	Herz, Kreislauf	Milz, Pankreas	Lungen	Nieren
Yang-Organe	Gallenblase	Dreifacher Erwärmer, Dünndarm	Magen	Dickdarm	Blase
Zellgewebe	Sehnen, Muskeln	Blutgefäße	Bindegewebe, Organhüllen, Schleimhäute	Haut	Knochen, Zähne, Hirnanhangsdrüse
Äußere Merkmale	Zehennägel	Hautfärbung	Lippen	Körperhaar	Kopfhaar
Sinnesorgane	Augen	Zunge	Mund	Nase	Ohren
Sinneswahrnehmung	Sehen	Sprechen	Schmecken	Riechen	Hören
Körpersäfte	Tränen	Schweiß	Speichel	Schleim	Urin
Klima	Wind	Hitze	Feuchtigkeit	Trockenheit	Kälte
Jahreszeit	Frühling	Sommer	Hochsommer	Herbst	Winter
Emotion	Wut, Unausgeglichenheit	Freude; Schwierigkeiten, Gefühle zu kontrollieren	Sorgen, Grübeln	Trauer	Furcht
Farbe	Grün, Blau	Rot	Gelb, Gelbbraun	Weiß	Schwarz
Geschmack	Sauer	Bitter	Süß	Scharf	Salzig

Rundum gesund mit Akupressur

Beachten Sie

Akupressur hilft besonders bei Appetitstörungen, die psychisch bedingt sind, denn sie vermag die körpereigenen Steuerungsmechanismen zur Nahrungsaufnahme zu reaktivieren. Den besten Behandlungserfolg erzielen Sie, wenn Sie die nachfolgend angegebenen Punkte jeweils 20 Minuten vor den Mahlzeiten akupressieren.

Appetitlosigkeit

Aus der Sicht der Traditionellen Chinesischen Medizin greift bei Appetitstörungen die Leber den Magen an; das heißt, das Element Holz ist übermächtig und unterdrückt damit das Element Erde (siehe Seite 17). Diese Disharmonie macht sich auch psychisch bemerkbar: in Sorgen, häufigem Grübeln und vorwiegend negativer Lebenseinstellung – alles häufige Ursachen von mangelndem Appetit.

Die Behandlung

✳ **MA 36 – Drei Meilen am Bein**

Dieser Punkt liegt außen am Schienbein, vier Querfinger unterhalb der Kniescheibe. Die Behandlung von MA 36 können Sie durch Moxibustion (siehe Seite 48ff.) sinnvoll ergänzen.

✳ **MA 44 – Innenhof**

Dieser Punkt befindet sich in der »Schwimmhaut« zwischen dem zweiten und dritten Zeh. Seine Stimulierung empfiehlt sich bei Hitzegefühlen.

✳ **MP 6 – Zusammentreffen der drei Yin-Meridiane**

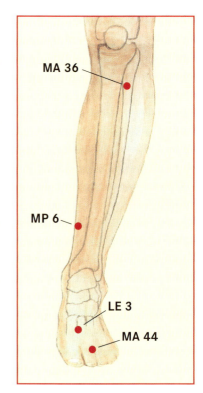

An der Unterschenkelinnenseite, vier Fingerbreit über dem Knöchel und hinter dem Schienbein, liegt dieser Punkt.

✳ **LE 3 – Höchste Flut**

Dieser Punkt liegt zwischen den Enden (zu den Zehenspitzen

Appetitlosigkeit

hin) der beiden Mittelfußknochen des großen und des zweiten Zehs. Wenn Sie ihn stimulieren, bremsen Sie die übermäßige Aktivität der Leber und wehren auf diese Weise deren Angriff auf den Magen ab.

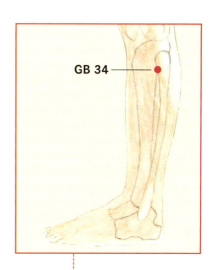

❋ GB 34 – Quelle am Yang-Hügel

Seitlich unterhalb des Knies, neben der Vertiefung des Wadenbeinköpfchens, befindet sich dieser Punkt. Seine Stimulierung schwächt ebenfalls den Angriff der Leber auf den Magen ab.

❋ KG 12 – Mittlere Magengrube

Vier Fingerbreit über dem Nabel, etwa in der Hälfte der Entfernung zwischen Nabel und Brustbein, finden Sie diesen Punkt.

❋ KG 13 – Obere Magengrube

Dieser Punkt liegt etwas oberhalb von KG 12. Auch hier kann man die Behandlung durch Moxibustion (siehe Seite 48ff.) unterstützen.

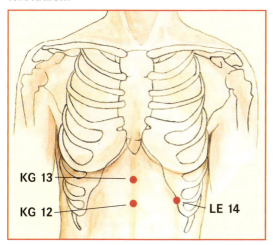

❋ LE 14 – Tor der Hoffnung

Dieser Punkt befindet sich sechs Daumenbreit über dem Bauchnabel, in gerader Linie unterhalb der Brustwarze.

Die Akupressur der hier beschriebenen Punkte wirkt der Unterdrückung des Magens durch die Leber entgegen, welche die grundlegende Ursache für die Appetitlosigkeit ist.

Rundum gesund mit Akupressur

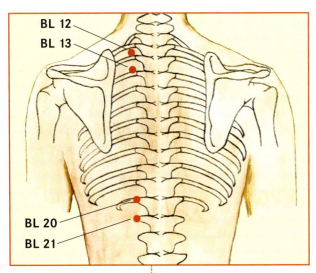

✳ **BL 20 – Transportpunkt zur Milz**
Dieser Punkt liegt am Rücken zwischen dem elften und zwölften Brustwirbel. Seine Stimulierung hilft bei chronischen oder ständig wiederkehrenden Appetitstörungen.

✳ **BL 21 – Transportpunkt zum Magen**
Diesen Punkt finden Sie am Rücken zwischen dem zwölften Brustwirbel und dem ersten Lendenwirbel. Seine Stimulierung hilft bei chronischen und ständig wiederkehrenden Appetitstörungen.

Beachten Sie

Bereits beim ersten Auftreten von Symptomen wie Atemnot, Brustenge und krampfartigem Husten sollten Sie einen Arzt konsultieren, der die Ursachen abklärt.

Asthma
Der chinesischen Medizin zufolge liegen Asthma durch Yin-Mangel geschwächte Lungen und/oder Nieren zugrunde: Die beiden Elemente Metall und Wasser sind angegriffen. Im Fall des allergisch bedingten Asthmas ist der Aggressor – der auslösende Faktor – der Wind, dem die chinesische Medizin die Allergene zuordnet.

Die Behandlung
✳ **KG 21 – Himmelsvorsprung**
Dieser Punkt liegt direkt oberhalb des Brustbeins.

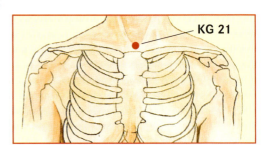

Appetitlosigkeit, Asthma, Bauchschmerzen

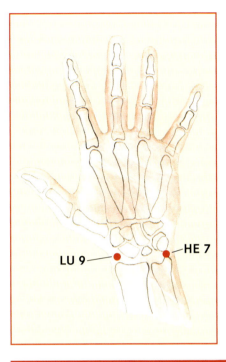

* **BL 12 – Windpunkt**

Seitlich rechts neben der Wirbelsäule, zwischen dem zweiten und dritten Brustwirbel, liegt dieser Punkt (siehe Seite 64).

* **BL 13 – Lungenpunkt**

Diesen Punkt finden Sie ebenfalls am Rücken, zwischen dem dritten und vierten Brustwirbel (siehe Seite 64).

* **LU 9 – Tiefer Abgrund**

Dieser Punkt liegt am Ende der Handgelenksfurche am Ende der Speiche in der Vertiefung.

* **HE 7 – Tor des Geistes**

Direkt in der Handgelenksfalte auf der Seite der Elle finden Sie diesen Punkt, den Sie verstärkt akupressieren sollten, wenn Ihre Asthmaanfälle mit Unruhe und Nervosität einhergehen.

CHINESISCHES HEILREZEPT

* Nehmen Sie 2 Walnüsse mit 1–2 Stückchen frischem Ingwer in den Mund, und kauen Sie sie vor dem Hinunterschlucken mindestens 5 Minuten lang gut durch – täglich morgens und abends, so lange, bis eine Linderung eintritt.

Bauchschmerzen

Die chinesische Medizin führt Bauchschmerzen darauf zurück, dass das Qi, unsere Lebensenergie, sowie Xue, das Blut, nicht richtig im Körper zirkulieren. Dies kann zum einen durch den schädigenden Einfluss von äußerer Kälte und Nässe bewirkt werden, zum anderen von einer Ernährung mit zu viel Rohkost, zu viel Milch und Fett sowie scharfen und kalten Speisen herrühren. Ebenso wie bei Appetitstörungen ist auch hier wieder das Element Holz nicht im Gleichgewicht (siehe Seite 62).

Die Traditionelle Chinesische Medizin bringt Bauchschmerzen mit Sorgen, Grübeln und Reizbarkeit in Verbindung, die durch das Übergewicht des Elements Holz hervorgerufen werden.

Rundum gesund mit Akupressur

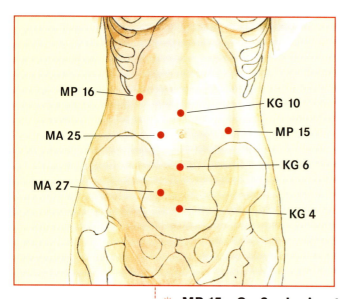

Die Behandlung

* **MA 25 – Himmlischer Drehpunkt**

Wandern Sie vom Bauchnabel aus etwa drei Daumenbreit seitlich, dann stoßen Sie auf diesen Punkt.

* **MA 27 – Himmelssäule**

Dieser Punkt liegt drei Daumenbreit seitlich der gedachten Linie zwischen Nabel und Schambein in der Höhe des Mittelpunktes dieser Verbindung.

* **MP 15 – Großer horizontaler Pinselstrich**

Dieser Punkt liegt vier Daumenbreit seitlich des Nabels.

* **MP 16 – Unterleibskummer**

Dieser Punkt, der sich zweieinhalb Daumenbreit oberhalb von MP 15 befindet, lässt Unterleibskummer im wahrsten Sinn des Wortes schnell der Vergangenheit angehören.

* **KG 4 – Tor der Ursprungsenergie**

Dieser Punkt liegt auf der Verbindungslinie zwischen Schambein und Nabel (etwa bei zwei Fünfteln der Entfernung zwischen Schambein und Nabel).

* **KG 6 – Meer des Qi**

Vier Fingerbreit oberhalb des Schambeins und knapp unterhalb des Nabels finden Sie diesen Punkt.

* **KG 10 – Untere Magengrube**

Dieser Punkt liegt auf der gedachten Verbindungslinie zwischen Bauchnabel und Brustbein, etwa drei Fingerbreit oberhalb des Nabels.

* **MA 36 – Drei Meilen am Bein**

Außen am Schienbein, vier Querfinger unterhalb der Knie-

Beachten Sie

Wenn die Bauchschmerzen sehr stark sind und sich darüber hinaus Fieber, Schüttelfrost, Erbrechen, starkes Aufgeblähtsein und Pulsrasen einstellen, müssen Sie umgehend einen Notarzt rufen. Bei diesen Symptomen kann es sich um einen »akuten Bauch« handeln, der sofortiger ärztlicher Behandlung bedarf.

Bauchschmerzen, Bettnässen

scheibe, finden Sie diesen allgemeinen Tonisierungspunkt, der auch bei Bauchschmerzen hervorragende Dienste leistet.

✳ **MA 37 – Obere große Leere**
Dieser Punkt liegt außen am Schienbein, acht Querfinger unterhalb der Kniescheibe.

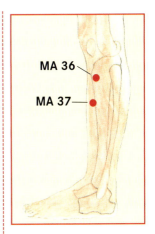

✳ **Streicheleinheiten für den Bauch**
Legen Sie Ihre flache Hand in der Höhe des Nabels auf den Bauch und lassen Sie sie sanft kreisen. Das beruhigt und lindert zusammen mit der beim Kreisen entstehenden Wärme die Beschwerden – besonders bei bauchwehgeplagten Babys.

CHINESISCHE HEILREZEPTE

✳ Kochen Sie die Schalen von 1 ungespritzten Mandarine mit 1 Tasse Reis und 2 Tassen Wasser auf, und essen Sie diesen Brei.

✳ Lassen Sie 2 l Wasser mit 15 g frischem, klein geschnittenem Ingwer um etwa ¼ der Menge einkochen, und nehmen Sie anschließend den Ingwer mit einer Gabel heraus. In das restliche Wasser geben Sie 750 g Reis und kochen ihn darin zu einem Brei, von dem Sie täglich 1 kleine Portion essen, bis sich Ihre Beschwerden bessern.

Bettnässen

Aus der Sicht der chinesischen Medizin erhält die Blase ihre Energie, ihr Qi, von den Nieren. Dadurch wird der Urin in der Blase zurückgehalten. Ist der Energiefluss von den Nieren zur Blase gestört, beispielsweise durch Angst, Schockerlebnisse, Kummer (»Etwas geht einem an die Nieren«), kann der Urinabgang nicht mehr kontrolliert werden. Das wird verständlich, wenn man sich vor Augen führt, dass Nieren und Blase zum

Beachten Sie

Manchmal hilft eine Beratung durch den Psychotherapeuten, um den tief sitzenden Problemen beizukommen.

Angstgefühle und Depressionen können die Tendenz zum Bettnässen verstärken.

Element Wasser gehören, dem das Gefühl der Angst zugeordnet ist. Das Bettnässen kann aber auch Folge einer Alterserscheinung sein, denn mit den Jahren nimmt die Nierenenergie beständig ab.

Die Behandlung
✵ **KG 3 – In der Mitte zwischen den Polen**

Auf der Verbindungslinie zwischen Schambein und Nabel, knapp über dem Schambeinrand (etwa bei einem Fünftel der Entfernung zwischen Schambein und Nabel), finden Sie diesen Punkt. Seine Behandlung können Sie mit Moxibustion (siehe Seite 48ff.) sinnvoll ergänzen.

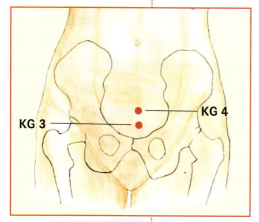

✵ **KG 4 – Tor der Ursprungsenergie**

Etwas oberhalb von KG 3 auf der Verbindungslinie zwischen Schambein und Nabel (etwa bei zwei Fünftel der Entfernung zwischen Schambein und Nabel) liegt dieser Punkt. Auch hier empfiehlt sich die Moxibustion (siehe Seite 48ff.).

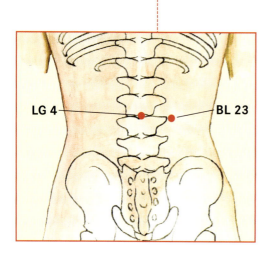

✵ **BL 23 – Transportpunkt zu den Nieren**

Dieser Punkt liegt am Rücken zwischen dem zweiten und dritten Lendenwirbel.

✵ **LG 4 – Pforte des Lebens**

Gegenüber vom Nabel an der Wirbelsäule liegt dieser Punkt, zwischen dem zweiten und dritten Lendenwirbel. Das Element Erde wird dadurch gestärkt, und der übermächtige Einfluss des Elements Holz wird zurückgedrängt. Der Appetit wird gestärkt.

Bettnässen

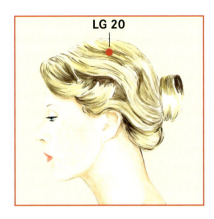

✳ **LG 20 – 100 Zusammenkünfte**
Diesen höchsten Punkt des Körpers finden Sie ganz oben auf dem Schädel, im Mittelpunkt der gedachten Verbindungslinie zwischen den beiden Ohrenachsen.

✳ **MP 6 – Zusammentreffen der drei Yin-Meridiane**
Sie finden diesen Punkt an der Unterschenkelinnenseite, etwa vier Fingerbreit über dem Knöchel.

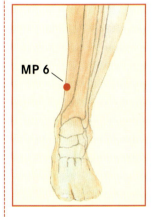

✳ **HE 7 – Tor des Geistes**
Dieser Punkt liegt direkt in der Handgelenksfalte auf der Seite der Elle. Das Tor des Geistes sollten Sie vor allem dann verstärkt massieren, wenn Ihr Kind unruhig und aufbrausend ist.

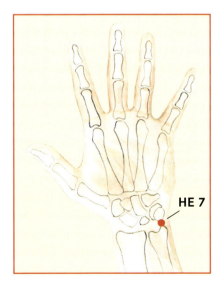

WEITERE TIPPS

✳ Geben Sie Ihrem Kind abends nichts oder nur wenig zu trinken.

✳ Massieren Sie ihm abends im Bett den Bereich zwischen Nabel und Blase sowie die Kreuzbein- und die Nierengegend. Durch die Massage entsteht eine angenehme Wärme, die beruhigt und die Seele entspannt.

✳ Außerdem werden Ihrem Kind die Zuwendung und Liebe gut tun, die Sie ihm zuteil werden lassen. Das Einnässen lässt nach.

Beachten Sie

In ganz seltenen Fällen sind die Ursachen von Blähungen in organischen Störungen zu suchen. Wenn Sie beständig unter starken Blähungen leiden, sollten Sie eventuellen körperlichen Ursachen mittels ärztlicher Untersuchung auf den Grund gehen.

Blähungen

Der chinesische Arzt sieht die Ursachen von Blähungen zum einen in einem Schwächezustand der Milz, bedingt durch falsche Ernährung mit zu viel fetten Speisen, zu vielen Süßigkeiten sowie übermäßig viel Milchprodukten bei gleichzeitig zu wenig Ballaststoffen. Zum anderen können auch beständige Sorgen die Milz nachhaltig schwächen.

Außerdem rühren Blähungen nach Auffassung der chinesischen Medizin von einer Stagnation der Leberenergie her. Dieses Leber-Qi ist u. a. zuständig für die Darmbewegungen; ist es beeinträchtigt – ausgelöst durch Wut, Frustrationen und unausgelebte Gefühle –, bleibt der Nahrungsbrei im Darm liegen und beginnt zu gären.

Die Behandlung

✱ MA 36 – Drei Meilen am Bein

Diesen allgemeinen Harmonisierungspunkt finden Sie außen am Schienbein, vier Querfinger unterhalb der Kniescheibe.

✱ MP 6 – Zusammentreffen der drei Yin-Meridiane

Dieser Punkt liegt an der Unterschenkelinnenseite, vier Fingerbreit über dem Knöchel und hinter dem Schienbein.

✱ MP 9 – Quelle am Yin-Hügel

In der Vertiefung, in der das Schienbein in das Knie übergeht, zwischen Wadenmuskel und Knochen liegt dieser Punkt.

✱ LE 3 – Höchste Flut

Dieser Punkt des Leber-Meridians befindet sich zwischen den Enden (zu den Zehenspitzen hin) der beiden Mittelfußknochen des großen und des zweiten Zehs.

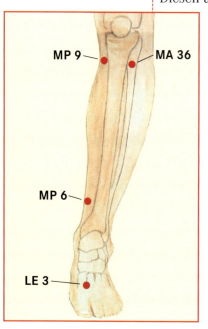

Blähungen

❋ **LE 13 – Tor der Ordnung**
Dieser Punkt liegt am Ende der vorletzten Brustrippe.

❋ **LE 14 – Tor der Hoffnung**
Wandern Sie mit dem Finger etwa sechs Daumenbreit über den Nabel: Unterhalb der Brustwarze liegt das Tor der Hoffnung.

❋ **KG 4 – Tor der Ursprungsenergie**
Auf der Verbindungslinie zwischen Schambein und Nabel (etwa bei zwei Fünftel der Entfernung zwischen Schambein und Nabel) liegt dieser Punkt.

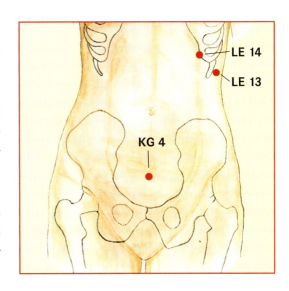

❋ **BL 20 – Transportpunkt zur Milz**
Dieser Punkt liegt am Rücken zwischen dem elften und zwölften Brustwirbel.

❋ **BL 21 – Transportpunkt zum Magen**
Diesen Punkt finden Sie am Rücken zwischen dem zwölften Brustwirbel und dem ersten Lendenwirbel.

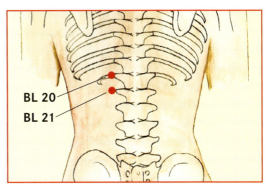

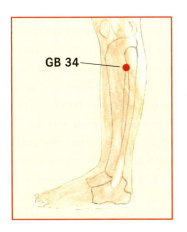

❋ **GB 34 – Quelle am Yang-Hügel**
Diesen Punkt finden Sie seitlich unterhalb des Knies, bei der Vertiefung des Wadenbeinköpfchens.

❋ **Bauchmassage**
Massieren Sie im akuten Fall, aber auch dann, wenn Sie regelmäßig zu Blähungen neigen, ein- bis zweimal täglich einige Minuten mit der flachen Hand Ihren Bauch im Uhrzeigersinn.

Rundum gesund mit Akupressur

> **CHINESISCHES HEILREZEPT**
>
> ✳ Altbewährt ist ein Brei aus Milchreis und chinesischen Kräutern: Kochen Sie 1 Tasse Milchreis mit 1 EL Lotoskernen und 2 EL geriebenen Jamswurzeln (beides im China- oder Asienladen erhältlich) in 2 Tassen Wasser auf, und essen Sie von dem Brei 1 kleine Portion.

Beachten Sie

Im Zuge von Blasenentzündungen kommt es nur ganz selten zu Fieber. Sollte es sich jedoch einstellen, müssen Sie baldmöglichst zum Arzt gehen, weil in diesem Fall auch Nieren oder Harnleiter von der Entzündung betroffen sein können.

Blasenentzündung

Die chinesische Medizin betrachtet Entzündungen der Blase als überwiegend psychosomatisch bedingte Erkrankung: Zorn, unterdrückte Lebensfreude oder aufgestaute Gefühle können den Energiefluss im unteren Bereich des Dreifachen Erwärmers (siehe Seite 35) blockieren und dadurch die Krankheitsanfälligkeit der Blase erhöhen.

Die Behandlung

✳ **MP 6 – Zusammentreffen der drei Yin-Meridiane**
Dieser Punkt liegt an der Unterschenkelinnenseite, etwa vier Fingerbreit über dem Knöchel.

✳ **MP 9 – Quelle am Yin-Hügel**
In der Vertiefung, in der das Schienbein in das Knie übergeht, zwischen Wadenmuskel und Knochen finden Sie diesen Punkt.

✳ **LE 5 – Kürbisgraben**
Dieser Punkt liegt fünf Daumenbreit über der Knöchelspitze.

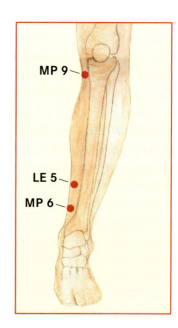

Blähungen, Blasenentzündung

❋ NI 3 – Großer Bach
Diesen Punkt des Nieren-Meridians finden Sie an der Fußinnenseite, zwischen dem höchsten Punkt des Knöchels und der Achillessehne.

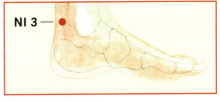

❋ BL 60 – Kunlungebirge
Diesen Punkt finden Sie an der Außenseite des Fußes, zwischen Knöchel und Achillessehne an der oberen Kante des Fersenbeins.

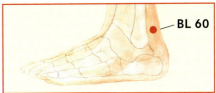

❋ BL 23 – Transportpunkt zu den Nieren
Am Rücken zwischen dem zweiten und dritten Lendenwirbel befindet sich dieser Punkt.

❋ LG 4 – Pforte des Lebens
Gegenüber vom Nabel an der Wirbelsäule, zwischen dem zweiten und dritten Lendenwirbel, liegt dieser Punkt des Lenkergefäßes.

❋ KG 3 – In der Mitte zwischen den Polen
Dieser Punkt liegt auf der Verbindungslinie zwischen Schambein und Nabel, knapp über dem Schambeinrand.

❋ KG 4 – Tor der Ursprungsenergie
Dieser Punkt befindet sich knapp oberhalb vom Punkt KG 3, ebenfalls auf der Verbindungslinie zwischen Schambein und Bauchnabel.

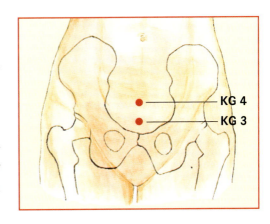

Bluthochdruck

> **Beachten Sie**
>
> *Bluthochdruck muss von einem erfahrenen Arzt behandelt werden; seine Therapie kann jedoch durch die folgenden Akupressurempfehlungen wirksam unterstützt werden.*

Der chinesischen Medizin zufolge besteht bei Bluthochdruck eine Disharmonie zwischen Yin und Yang: Yang ist zu stark, weshalb ein Mangel an Yin besteht, der insbesondere die Leber und die Nieren betrifft. Der Yin-Mangel äußert sich vor allem durch Herzrasen, Schwindelgefühle, Schlaflosigkeit, Rückenschmerzen und schwache Beine. Der Überschuss an Yang – durch den das Element Feuer im Körper überhand nimmt – bewirkt gerötete Gesichtshaut und gerötete Augen, Kopfschmerzen im Scheitel- und Nackenbereich, vermehrtes Schwitzen sowie ein aufbrausendes Wesen.

Die Behandlung

✳ **LE 2 – Reise dazwischen**

Dieser Punkt befindet sich an der »Schwimmhaut« zwischen dem großen und dem zweiten Zeh. Seine Stimulierung hilft besonders gegen mangelnde Energie der Leber.

✳ **LE 3 – Höchste Flut**

Dieser Punkt befindet sich zwischen den Enden (zu den Zehenspitzen hin) der beiden Mittelfußknochen des großen und des zweiten Zehs. Seine Stimulierung ist ebenfalls bei mangelnder Energie der Leber zu empfehlen.

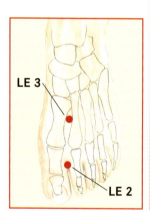

✳ **PE 6 – Innerer Pass**

Dieser Punkt liegt in der Mitte zwischen den beiden Sehnen an der Innenseite des Unterarms, etwa zwei Daumenbreit oberhalb der Handgelenksfalte. Seine Stimulierung beseitigt Energiemangel der Leber.

✳ **HE 7 – Tor des Geistes**

Dieser Punkt liegt direkt in der Handgelenksfalte auf der Seite der Elle. Seine Stimulierung hilft bei allgemeinem Yin-Mangel.

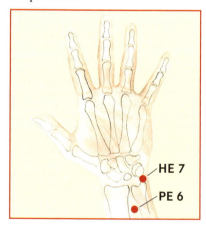

Bluthochdruck

✳ MA 36 – Drei Meilen am Bein

Außen am Schienbein, vier Querfinger unterhalb der Kniescheibe, finden Sie diesen wichtigen Tonisierungspunkt. Stimulieren Sie ihn, wenn Sie allgemein Yin-Mangel und speziell Energiemangel der Leber beheben wollen, wie er bei Bluthochdruck häufig auftritt.

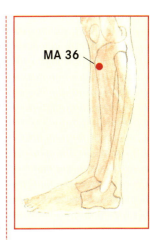

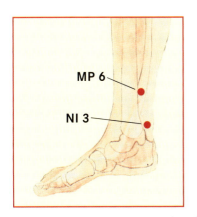

✳ MP 6 – Zusammentreffen der drei Yin-Meridiane

Diesen Punkt finden Sie an der Unterschenkelinnenseite, vier Fingerbreit über dem Knöchel. Seine Stimulierung hilft bei allgemeinem Yin-Mangel.

✳ NI 3 – Großer Bach

Dieser Punkt des Nieren-Meridians befindet sich an der Fußinnenseite, zwischen dem höchsten Punkt des Knöchels und der Achillessehne. Seine Stimulierung hilft ebenfalls bei allgemeinem Yin-Mangel, der eine charakteristische Erscheinung bei Bluthochdruck ist.

Der Punkt NI 3, auch »Taixi« (Bachanfang) genannt, ist der wichtigste Akupressurpunkt entlang dem Nieren-Meridian.

✳ LG 20 – 100 Zusammenkünfte

Dieser höchste Punkt des Körpers liegt oben auf dem Schädel, im Mittelpunkt der Verbindungslinie zwischen den Ohrenachsen. Seine Stimulierung hilft bei mangelnder Energie der Leber.

✳ MA 9 – Dem Menschen willkommen

In Höhe des Adamsapfels, seitlich der Kehlkopferhebung, befindet sich dieser neunte Punkt des Magen-Meridians. Seine Stimulierung hilft bei allgemeinem Yin-Mangel.

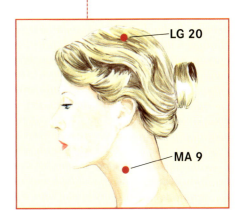

Rundum gesund mit Akupressur

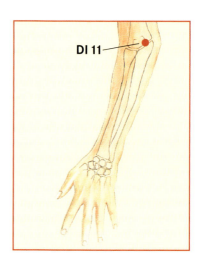

Das Überhandnehmen der Yang-Kräfte ist für die Entstehung des Bluthochdrucks verantwortlich.

✻ **DI 11 – Gewundener Teich**
Wenn man den Ellbogen anwinkelt, entsteht eine Falte. Am äußeren Ende der Falte, an der Außenseite des Arms, liegt dieser Punkt. Seine Stimulierung hilft bei mangelnder Energie der Leber.

CHINESISCHE HEILREZEPTE

✻ Wenn das übermächtige Yang aus der Leber nach oben aufsteigt, empfiehlt die chinesische Medizin, 300 g Stangensellerie und 400 g Äpfel zu entsaften, den Saft mit etwas Wasser zu verdünnen, nach Geschmack mit Pfeffer zu würzen und davon über den ganzen Tag verteilt 3–4 Gläser zu trinken.

✻ Gegen den Yin-Mangel kochen Sie 500 g Sellerie und 60 g Balsambirne (im Asienladen erhältlich) in ½ l Wasser etwa ¼ Stunde auf und trinken mehrmals täglich 1 Glas von dem Kochwasser.

Durchblutungsstörungen

Beachten Sie

Durchblutungsstörungen gehören in ärztliche Obhut; Akupressur kann die ärztliche Behandlung jedoch sinnvoll ergänzen.

Durchblutungsstörungen liegt nach Auffassung der Traditionellen Chinesischen Medizin ein Mangel an Qi zugrunde, wodurch das Blut nicht ausreichend durch den Körper bewegt werden kann. Durchblutungsstörungen in den unteren Extremitäten geben sich meist durch kalte Füße zu erkennen. Dagegen hilft oft schon ein wenig mehr Bewegung. Akupressur kann diese Maßnahmen wirkungsvoll unterstützen.

Bluthochdruck, Durchblutungsstörungen

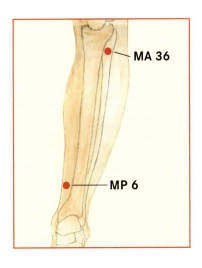

Die Behandlung

* **MA 36 – Drei Meilen am Bein**

Diesen nahezu immer ansprechenden Tonisierungspunkt finden Sie außen am Schienbein, vier Querfinger unterhalb der Kniescheibe.

* **MP 6 – Zusammentreffen der drei Yin-Meridiane**

An der Unterschenkelinnenseite, vier Fingerbreit über dem Knöchel, befindet sich dieser Punkt des Milz-Pankreas-Meridians.

* **KG 4 – Tor der Ursprungsenergie**

Auf der Verbindungslinie zwischen Schambein und Nabel (bei etwa zwei Fünftel der Entfernung zwischen Schambein und Nabel) liegt dieser Punkt.

* **KG 6 – Meer des Qi**

Vier Fingerbreit oberhalb des Schambeins, knapp unterhalb des Nabels, ist dieser Punkt zu finden.

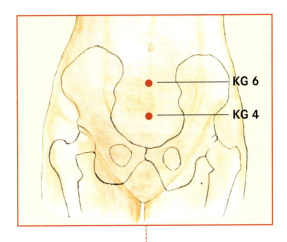

* **Ausstreichen**

Im Vordergrund steht die Massage der Bereiche, in denen sich die Durchblutungsstörungen bemerkbar machen – also etwa in Händen oder Füßen. Dazu streichen Sie den Meridian, in dessen Umgebung es »kribbelt«, zum Ende der betreffenden Extremität hin mit der flach aufgelegten Hand unter kräftigem Druck aus: bei den Beinen zu den Zehen hin, bei den Händen zu den Fingerspitzen hin. Diese äußerst wirksame Behandlung sollte man – in Kombination mit der Akupressur – mehrmals täglich anwenden, bis die Beschwerden abklingen.

Das äußerst wirksame Ausstreichen sollte man – in Kombination mit der Akupressur – mehrmals täglich durchführen, bis die Beschwerden abklingen.

Durchfall

Aus Sicht der chinesischen Medizin wird Durchfall durch eine geschädigte Milz verursacht, die die Nahrung nicht mehr richtig umwandeln kann. Auslöser der Verdauungsstörung können Kälte, übermäßige Hitze, verdorbenes und unregelmäßiges Essen, zu heiße oder zu kalte Speisen und Getränke, Erschöpfung durch zu viel Stress oder chronische Krankheiten sowie anhaltender Kummer und unterdrückte Wut sein. All diese Faktoren – körperliche und seelische – setzen der Milz zu und schwächen sie nachhaltig.

> **Beachten Sie**
>
> *Länger anhaltender Durchfall kann, besonders bei Kindern, zu Wasser- und Mineralstoffverlust führen, den Sie durch erhöhte Flüssigkeitszufuhr und durch geeignete Präparate ausgleichen müssen. Wenn sich Ihr Stuhlgang nach zwei bis drei Tagen nicht wieder normalisiert und sich Ihr allgemeines Befinden zusehends verschlechtert, sollten Sie unbedingt einen Arzt konsultieren.*

Die Behandlung

✻ **MA 36 – Drei Meilen am Bein**

Außen am Schienbein, vier Querfinger unterhalb der Kniescheibe, finden Sie diesen wichtigen Tonisierungspunkt für den gesamten Organismus.

✻ **MP 6 – Zusammentreffen der drei Yin-Meridiane**

An der Unterschenkelinnenseite, vier Fingerbreit über dem Knöchel, finden Sie diesen Punkt.

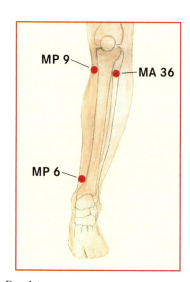

✻ **MP 9 – Quelle am Yin-Hügel**

Dieser Punkt liegt in der Vertiefung, in der das Schienbein in das Knie übergeht, zwischen Wadenmuskel und Knochen.

✻ **KG 4 – Tor der Ursprungsenergie**

Auf der Verbindungslinie zwischen Schambein und Nabel (bei etwa zwei Fünftel der Entfernung zwischen Schambein und Nabel) liegt dieser Punkt (siehe Seite 79).

Durchfall

✳ **KG 6 – Meer des Qi**
Diesen Punkt finden Sie vier Fingerbreit oberhalb des Schambeins, knapp unterhalb des Nabels.

✳ **KG 10 – Untere Magengrube**
Auf der Verbindungslinie zwischen Nabel und Brustbein, etwa drei Fingerbreit oberhalb des Nabels, liegt dieser Punkt.

✳ **KG 12 – Mittlere Magengrube**
Dieser Punkt liegt vier Fingerbreit über dem Nabel (bei der Hälfte der Entfernung zwischen Nabel und Brustbein).

✳ **MA 25 – Himmlischer Drehpunkt**
Drei Daumenbreit seitlich des Bauchnabels finden Sie diesen Punkt.

✳ **MA 27 – Himmelssäule**
Dieser Punkt befindet sich drei Daumenbreit seitlich des Mittelpunktes der Linie zwischen Nabel und Schambein.

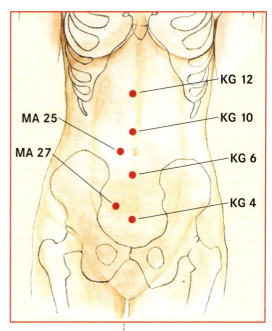

✳ **BL 20 – Transportpunkt zur Milz**
Dieser Punkt liegt am Rücken zwischen dem elften und zwölften Brustwirbel.

✳ **BL 21 – Transportpunkt zum Magen**
Diesen Punkt finden Sie am Rücken zwischen dem zwölften Brustwirbel und dem ersten Lendenwirbel.

✳ **BL 22 – Transportpunkt zum Dreifachen Erwärmer**
Am Rücken zwischen dem ersten und zweiten Lendenwirbel ist dieser Akupressurpunkt zu finden.

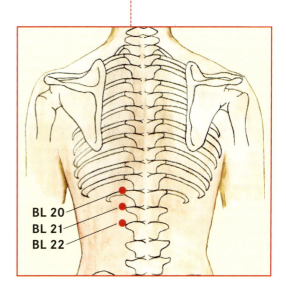

✳ Bauchmassage
Sehr empfehlenswert ist auch das sanfte Massieren des Bauches mit der flachen Hand – am besten stündlich.
✳ Finger ausstreichen
Bei kleinen Kindern unter zwei Jahren bewährt sich außerdem das sanfte Ausstreichen des Zeigefingers – seitlich zur Fingerspitze hin.

Erkältungen

Beachten Sie

Haben sich die Erkältungsbeschwerden nach einer knappen Woche nicht wesentlich gebessert oder treten zusätzlich Kopfschmerzen und Fieber auf, sollten Sie einen Arzt hinzuziehen. Denn dann besteht der Verdacht auf eine eitrige Nasennebenhöhlenentzündung. Auch Husten mit blutigem Auswurf muss vom Arzt abgeklärt werden.

Schnupfen entsteht nach Ansicht der chinesischen Heilkundigen durch den schädlichen Einfluss von Wind und Kälte, welche über die Haut die Lunge angreifen und zu den typischen Symptomen führen. Diese Wind-Kälte kann sich im Körper auch in eine Wind-Hitze umwandeln, was sich dann in Husten, Halsschmerzen und Heiserkeit äußert.

Die Behandlung
✳ LU 7 – Unterbrochene Reihe
Dieser Punkt liegt in der Furche zwischen Elle und Speiche, eineinhalb Daumenbreit vom Handgelenksspalt entfernt. Seine Stimulierung hilft bei Schnupfen (Wind-Kälte).
✳ DI 4 – Verbindung mit dem Tal
Wenn man den Daumen an den ausgestreckten Zeigefinger presst, entsteht eine Muskelwölbung; an ihrem

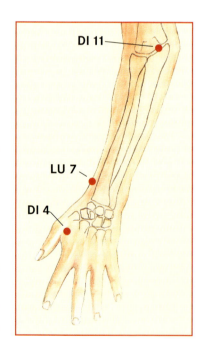

höchsten Punkt liegt DI 4. Seine Stimulierung hilft bei Schnupfen (Wind-Kälte), aber auch bei Husten, Halsweh und Heiserkeit (Wind-Hitze).

✳ DI 11 – Gewundener Teich
Winkeln Sie den Ellbogen an: Am äußeren Ende der Falte, die dabei entsteht, an der Außenseite des Arms, liegt dieser Punkt (siehe Seite 80). Seine Stimulierung hilft bei Husten, Halsweh und Heiserkeit (Wind-Hitze).

✳ DI 20 – Den Duft willkommen heißen
In der Falte zwischen Lippen und Nasenflügel, in der so genannten Nasolabialfalte, liegt dieser Punkt. Seine Stimulierung hilft bei Schnupfen (Wind-Kälte).

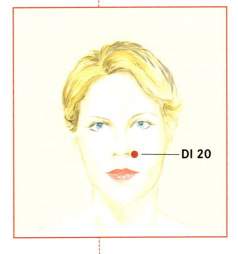

✳ GB 20 – Windteich
Dieser Punkt befindet sich am Ansatz der Nackenmuskeln, also am unteren Hinterhauptrand. Seine Stimulierung hilft bei Schnupfen (Wind-Kälte), aber auch bei Husten, Halsweh und Heiserkeit (Wind-Hitze).

Die Punkte des Gallenblasen-Meridians (GB – Yang) wirken auf die Schleimhäute krampflösend und mildern den Husten.

✳ LG 14 – Großer Wirbel
Zwischen dem siebten Halswirbel und dem ersten Brustwirbel finden Sie diesen Punkt im Bereich des Lenkergefäßes, das in der Körpermitte verläuft. Seine Stimulierung hilft bei Husten, Halsweh und Heiserkeit (Wind-Hitze).

Rundum gesund mit Akupressur

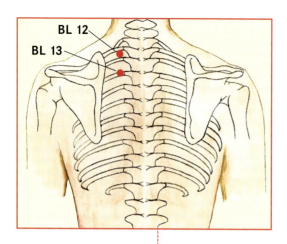

✽ **BL 12 – Windpunkt**
Seitlich rechts neben der Wirbelsäule, zwischen dem zweiten und dritten Brustwirbel, finden Sie diesen Punkt. Seine Stimulierung hilft bei Schnupfen (Wind-Kälte).

✽ **BL 13 – Lungenpunkt**
Diesen Punkt finden Sie am Rücken zwischen dem dritten und vierten Brustwirbel. Seine Stimulierung hilft bei Husten, Halsweh und Heiserkeit (Wind-Hitze).

✽ **LU 10 – Fischgrenze**
Dieser Punkt auf dem Lungen-Meridian liegt knapp unterhalb der Mitte des Mittelhandknochens des Daumens in der Handfläche. Seine Stimulierung hilft bei Husten, Halsweh und Heiserkeit (Wind-Hitze).

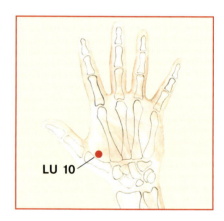

Außer Erkältungskrankheiten lassen sich auch Störungen der Atemwege, des Verdauungstrakts und der Urogenitalfunktion über die Stimulierung des Dreifachen Erwärmers positiv beeinflussen.

✽ **3E 5 – Äußerer Pass**
Oberhalb des Handrückens, zwei Daumenbreit von der Handgelenksfalte in Richtung Ellbogen, liegt dieser Punkt. Seine Stimulierung hilft bei Husten, Halsweh und lindert die Heiserkeit (Wind-Hitze).

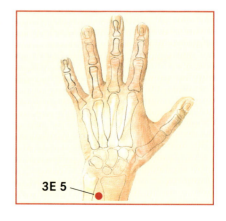

Erkältungen, Gallenblasenfunktionsstörungen

CHINESISCHE HEILREZEPTE

* Bei Schnupfen (Wind-Kälte) kochen Sie 15 g frischen und in Scheiben geschnittenen Ingwer mit 5 etwa 3 cm langen Lauchstängeln in ½ l Wasser auf und fügen dann 30 g braunen Zucker hinzu. Diesen Sud sollten Sie so heiß wie möglich trinken und sich danach warm zugedeckt ins Bett legen, um so richtig zu schwitzen.

* Gegen Husten, Halsweh und Heiserkeit (Wind-Hitze) hilft ein Tee aus 5 g Chrysanthemenblüten (in der Apotheke erhältlich), überbrüht mit 1 Tasse kochendem Wasser. Heiß in kleinen Schlucken trinken. Oder Sie schälen und entkernen ½ Wassermelone und 4 Tomaten, pressen den Saft aus und trinken ihn über den Tag verteilt.

Bei Erkältungen hilft auch die verstärkte Zufuhr von Vitamin C, das vor allem in frischem Obst und rohem Gemüse reichlich enthalten ist.

Gallenblasenfunktionsstörungen

Im alten China galt der ungehinderte Fluss der Galle als Zeichen guter Gesundheit. Zu fetthaltige Nahrung, eine geschwächte Leberenergie sowie ständige Aggressionen können den Gallenfluss jedoch blockieren und zu Gallensteinen oder Gallenblasenentzündungen führen.

Die Behandlung
* **GB 24 – Sonne und Mond**

Dieser Punkt befindet sich auf dem Gallenblasen-Meridian zwischen der siebten und achten Brustrippe, in gerader Linie unterhalb der Brustwarze.

* **LE 13 – Tor der Ordnung**

Am Ende der vorletzten Brustrippe finden Sie diesen Punkt.

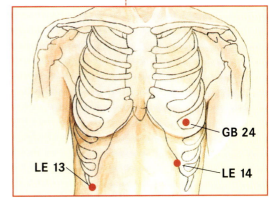

Rundum gesund mit Akupressur

Beachten Sie

Jede Erkrankung der Gallenblase gehört in die Obhut eines Arztes. Die folgende Akupressurbehandlung kann seine Bemühungen jedoch wirksam unterstützen.

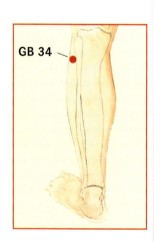

GB 34

✳ **LE 14 – Tor der Hoffnung**
Dieser Punkt liegt sechs Daumenbreit über dem Nabel, unterhalb der Brustwarze (siehe Seite 83).

✳ **DI 11 – Gewundener Teich**
Wenn man den Ellbogen anwinkelt, entsteht eine Falte. Am äußeren Ende der Falte, an der Außenseite des Arms, liegt dieser Punkt.

✳ **3E 6 – Abzweigung aus der Rinne**
Diesen Punkt finden Sie oberhalb des Handrückens, drei Daumenbreit von der Handgelenksfalte in Richtung Ellbogen.

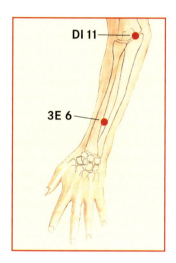

DI 11

3E 6

✳ **GB 34 – Quelle am Yang-Hügel**
Seitlich unterhalb des Knies, an der Vertiefung des Wadenbeinköpfchens, liegt dieser Punkt.

✳ **BL 18 – Leberpunkt**
Dieser Punkt befindet sich am Rücken zwischen dem neunten und zehnten Brustwirbel.

✳ **BL 20 – Transportpunkt zur Milz**

BL 18

BL 20

Diesen Punkt finden Sie am Rücken zwischen dem elften und zwölften Brustwirbel.

Gallenblasenfunktionsstörungen, Hämorrhoiden

CHINESISCHES HEILREZEPT

✻ Besonders wirksam bei Gallenblasenentzündungen: Waschen Sie 3 rohe Kartoffeln, schneiden Sie sie klein, und pressen Sie den Saft aus. Von diesem Kartoffelsaft nehmen Sie vor jeder Mahlzeit 1 TL ein.

Hämorrhoiden

Bei Hämorrhoiden ist nach Auffassung der chinesischen Ärzte das Qi im mittleren Abschnitt des Dreifachen Erwärmers (siehe Seite 35) zu schwach. Ursachen für diesen Energiemangel können körperliche wie geistige Überbelastung, Durchfall und Verstopfung sowie bei Frauen viele Geburten sein.

Die Behandlung

✻ **KG 1 – Zusammentreffen des Yin**
Dieser Punkt befindet sich genau in der Mitte des Damms.

✻ **LG 1 – Lang und kraftvoll**
Dieser Punkt liegt an der Spitze des Steißbeins.

✻ **BL 20 – Transportpunkt zur Milz**
Diesen Punkt finden Sie am Rücken zwischen dem elften und zwölften Brustwirbel.

✻ **BL 21 – Transportpunkt zum Magen**
Dieser Punkt liegt am Rücken zwischen dem zwölften Brustwirbel und dem ersten Lendenwirbel.

✻ **BL 22 – Transportpunkt zum Dreifachen Erwärmer**
Diesen Punkt finden Sie am Rücken zwischen dem ersten und zweiten Lendenwirbel.

Beachten Sie

Zur Abklärung Ihrer Beschwerden sollten Sie einen Arzt zurate ziehen. Die folgende Akupressurbehandlung kann seine Therapie wirksam ergänzen.

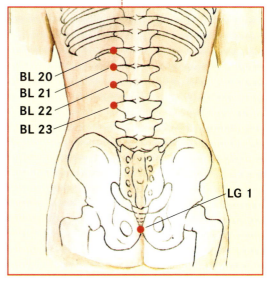

Rundum gesund mit Akupressur

Oft ist eine ererbte Bindegewebsschwäche der äußere Anlass für die Herausbildung der schmerzhaften Hämorrhoiden. Zu langes Sitzen und häufige Unterkühlung können die Entstehung der Krankheit begünstigen. Durch ballaststoffreiche Ernährung und ein ausgewogenes Bewegungstraining kann man die Akupressurbehandlung wirkungsvoll unterstützen.

✳ **BL 23 – Transportpunkt zu den Nieren**
Diesen Punkt finden Sie am Rücken zwischen dem zweiten und dritten Lendenwirbel (siehe Seite 85).

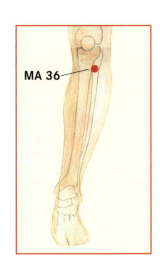

✳ **MA 36 – Drei Meilen am Bein**
Dieser Punkt liegt außen am Schienbein, vier Querfinger unterhalb der Kniescheibe.
Die Anregung dieses Punktes erzeugt eine beruhigende Wirkung.

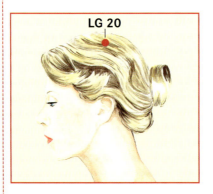

✳ **LG 20 – 100 Zusammenkünfte**
Diesen höchsten Punkt des Körpers finden Sie oben auf dem Schädel, im Mittelpunkt der Verbindungslinie zwischen den Ohrenachsen.

CHINESISCHE HEILREZEPTE

✳ Waschen Sie 2 Auberginen, salzen Sie sie leicht, und dämpfen Sie sie im Wasserbad, bis sie weich sind; lauwarm essen.

✳ 30g Maulbeeren waschen, einweichen und mit 100g Milchreis zu einem Brei kochen. 25 g Kandiszucker hinzugeben und nochmals zum Kochen bringen. Diesen Brei sollten Sie 5-7 Tage lang auf 2 Portionen verteilt jeweils auf leeren Magen essen. Bei Bedarf Behandlung wiederholen.

Hexenschuss und Ischias

Der chinesischen Medizin zufolge ist ein geschwächtes Qi der Nieren Ursache des Hexenschusses und der Ischiasbeschwerden. Vorausgegangen sind falsche und zu starke Belastung der Lendenwirbel, schädigende Einflüsse von Nässe und Kälte auf Muskeln, Meridiane und Gewebe sowie eine konstitutionelle Nierenschwäche. Waren Nässe und Kälte die Ursachen, wird Wärme als angenehm empfunden, und die Beschwerden bessern sich bei leichter Bewegung. Bei allen anderen Auslösern kann nur eine vorübergehende Ruhigstellung die Beschwerden lindern.

Die Behandlung

✳ BL 22 – Transportpunkt zum Dreifachen Erwärmer
Diesen Punkt zur lokalen Behandlung finden Sie am Rücken zwischen dem ersten und zweiten Lendenwirbel.

✳ BL 23 – Transportpunkt zu den Nieren
Diesen Punkt zur lokalen Behandlung finden Sie am Rücken zwischen dem zweiten und dritten Lendenwirbel.

✳ BL 30 – Kreuzpunkt
Knapp neben dem Kreuzbein befindet sich dieser Punkt zur lokalen Behandlung.

✳ BL 31 – Kreuzpunkt
Diesen Punkt des Blasen-Meridians zur lokalen Behandlung finden Sie in der Vertiefung, die das Kreuzbein oberhalb des Pos am Rücken bildet.

✳ BL 32 – Kreuzpunkt
Einen Daumenbreit unterhalb von BL 31 (in der Delle am Kreuzbein) liegt dieser Punkt zur lokalen Behandlung.

> **Beachten Sie**
> *Taubheitsgefühl an den Innenseiten der Oberschenkel, Schwäche oder Lähmung der Wadenmuskeln können auf das Kaudasyndrom hindeuten, eine Sonderform des akuten Ischias, bei der die Nervenwurzeln im Wirbelkanal abgequetscht werden. Rufen Sie bei diesen Symptomen sofort den Notarzt.*

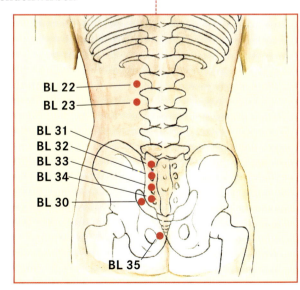

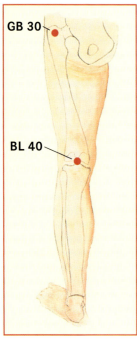

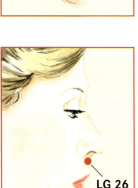

✱ **BL 33 – Kreuzpunkt**
Zwei Daumenbreit unterhalb von BL 31 liegt dieser Punkt zur lokalen Behandlung (siehe Seite 87).

✱ **BL 34 – Kreuzpunkt**
Drei Daumenbreit unterhalb von BL 31 ist dieser Punkt zur lokalen Behandlung gelegen (siehe Seite 87).

✱ **BL 35 – Kreuzpunkt**
Am Po, knapp neben dem Steißbein, finden Sie diesen Punkt zur lokalen Behandlung (siehe Seite 87).

✱ **GB 30 – Im Kreis springen**
Am höchsten Punkt des Oberschenkelknochens, direkt hinter dem Gelenkkopf (Hüftkopf) am Gesäßmuskel, finden Sie diesen Punkt zur lokalen Behandlung.

✱ **BL 40 – Mitten in der Biegung**
An der Beinhinterseite, genau in der Mitte der Kniekehle, liegt dieser Punkt zur Fernbehandlung.

✱ **LG 26 – Mitte des Menschen**
Direkt unterhalb der Nase befindet sich dieser Punkt zur Fernbehandlung.

Konzentrationsstörungen

Die Ursachen für mangelnde Konzentration sind aus Sicht der chinesischen Medizin sehr vielschichtig. Zum einen können Sorgen, ständiges Grübeln und negative Gedanken die Milz schwächen, zum anderen können Überarbeitung und großer Stress der Niere Energie entziehen. Sowohl Milzschwäche wie mangelnde Nierenenergie setzen die Konzentrationsfähigkeit herab. Außerdem kommen Trauer und Kummer als Ursachen in Betracht, denn diese Gefühle verbrauchen das Herz-Qi, so dass der Geist keine Klarheit bekommt.

Hexenschuss, Ischias, Konzentrationsstörungen

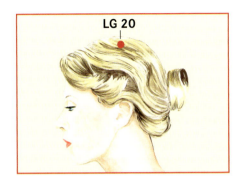

Die Behandlung

✷ **LG 20 – 100 Zusammenkünfte**

Diesen höchsten Punkt des Körpers finden Sie oben auf dem Schädel, im Mittelpunkt der Verbindungslinie zwischen den Ohrenachsen. Seine Stimulierung wirkt allgemein harmonisierend.

✷ **KG 4 – Tor der Ursprungsenergie**

Auf der Verbindungslinie zwischen Schambein und Nabel (bei etwa zwei Fünftel der Entfernung zwischen Schambein und Nabel) liegt dieser Punkt. Seine Stimulierung wirkt allgemein harmonisierend.

✷ **KG 6 – Meer des Qi**

Vier Fingerbreit oberhalb des Schambeins, knapp unterhalb des Nabels, finden Sie diesen Punkt. Seine Stimulierung wirkt allgemein harmonisierend.

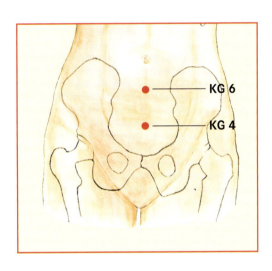

✷ **NI 3 – Großer Bach**

An der Fußinnenseite, zwischen dem höchsten Punkt des Knöchels und der Achillessehne, liegt dieser Punkt. Seine Stimulierung baut die Nierenenergie wieder auf.

✷ **MP 6 – Zusammentreffen der drei Yin-Meridiane**

Dieser Punkt auf dem Milz-Pankreas-Meridian liegt an der Unterschenkelinnenseite, vier Fingerbreit über dem Knöchel. Seine Stimulierung stärkt vor allem die Milz.

Rundum gesund mit Akupressur

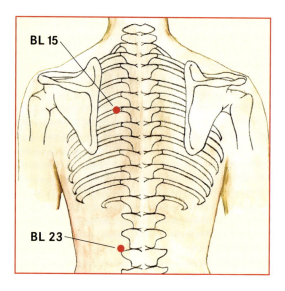

* **BL 23 – Transportpunkt zu den Nieren**
Am Rücken zwischen dem zweiten und dritten Lendenwirbel liegt dieser Punkt. Seine Stimulierung baut die Nierenenergie wieder auf.

* **BL 15 – Herzpunkt**
Am Rücken zwischen dem fünften und sechsten Brustwirbel finden Sie diesen Punkt. Seine Stimulierung stärkt die Herzenergie.

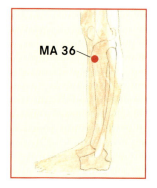

* **MA 36 – Drei Meilen am Bein**
Außen am Schienbein, vier Querfinger unterhalb der Kniescheibe, liegt dieser allgemeine Tonisierungspunkt. Seine Stimulierung stärkt die Milz.

Kopfschmerzen

Für die Entstehung von Kopfschmerzen sind nach Auffassung der chinesischen Heilkundigen zahlreiche Faktoren verantwortlich. Da sind zunächst die schädlichen Einflüsse von Wind, Hitze, Kälte oder Nässe, die eine Disharmonie von Qi und Xue, dem Blut, bewirken.

Auch seelische Spannungen und quälende Ängste können Kopfschmerzen auslösen.

Auch Ärger, Zorn sowie zu viel Alkohol können Kopfschmerzen auslösen, da sie Yang aus der Leber nach oben steigen lassen. (Angesichts der Tatsache, dass die Augen der Leber zugeordnet werden, ist leicht zu verstehen, warum auch stundenlanges Lesen und Arbeiten am Computer zu Kopfschmerzen führen kann.) Als dritte Ursache kommt eine Schwäche

Konzentrationsstörungen, Kopfschmerzen

des Dreifachen Erwärmers (siehe Seite 35) im Bereich von Magen und Milz infolge ungesunder Ernährung und anhaltender Sorgen infrage. Schließlich können Kopfschmerzen die Folge einer Leere von Qi, Blut und Nieren sein, bedingt durch zu wenig Schlaf, Überarbeitung und dauerhaften Stress.

Die Behandlung

＊ MA 36 – Drei Meilen am Bein

Außen am Schienbein, vier Querfinger unterhalb der Kniescheibe, liegt dieser Punkt. Seine Stimulierung hilft bei klimatisch bedingten sowie durch Sorgen und ungesunde Ernährung ausgelösten (Milz- und Magenschwäche) Kopfschmerzen oder wenn diese auf Schlafmangel und Überarbeitung (Leere von Qi und Blut) zurückzuführen sind (siehe Seite 90).

＊ GB 20 – Windteich

Dieser Punkt befindet sich am Ansatz der Nackenmuskeln, also am unteren Hinterhauptrand. Die alten chinesischen Heiler rieten ihren Patienten, GB 20 bei Wind stets gut zu schützen, denn an dieser Stelle dringe der Wind in den Kopf ein.

Die Stimulierung dieses Punktes empfiehlt sich also bei Kopfschmerzen durch Zugluft. Sie hilft auch bei durch Zorn, Ärger und Alkohol ausgelösten Kopfschmerzen.

＊ BL 10 – Säule des Himmels

Unterhalb der Schädelbasis, knapp zwei Daumenbreit seitlich der Stelle, an der die Wirbelsäule in den Schädel übergeht, liegt dieser Punkt. Seine Stimulierung ist bei durch Schlafmangel und Überarbeitung verursachten Kopfschmerzen (Leere von Qi und Blut) zu empfehlen.

Die Akupressur dieses Punktes auf dem Blasen-Meridian wirkt übrigens auch bei Rückenschmerzen.

> **Beachten Sie**
>
> *Eine organische Grunderkrankung sollten Sie vor der Selbstbehandlung vom Arzt ausschließen lassen. Der Gang zum Arzt ist auch dann angezeigt, wenn sich die Kopfschmerzen über Tage nicht bessern und sich auf einen bestimmten Bereich konzentrieren.*

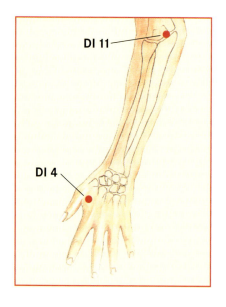

✳ **DI 4 – Verbindung mit dem Tal**

Wenn man den Daumen an den ausgestreckten Zeigefinger presst, entsteht eine Muskelwölbung; an ihrem höchsten Punkt liegt DI 4. Seine Stimulierung hilft bei klimatisch bedingten sowie durch Sorgen und ungesunde Ernährung (Milz- und Magenschwäche) ausgelösten Kopfschmerzen.

✳ **DI 11 – Gewundener Teich**

Winkeln Sie Ihren Ellbogen an. Am äußeren Ende der Falte, die dabei entsteht, liegt DI 11. Ihn sollten Sie besonders bei Kopfschmerzen durch Hitze behandeln, also beispielsweise bei einem Sonnenstich.

✳ **LE 2 – Reise dazwischen**

An der »Schwimmhaut« zwischen dem großen und dem zweiten Zeh liegt dieser Punkt. Seine Stimulierung hilft bei durch Zorn, Ärger und Alkohol ausgelösten Kopfschmerzen.

✳ **LE 3 – Höchste Flut**

Dieser Punkt befindet sich zwischen den Enden (zu den Zehenspitzen hin) der beiden Mittelfußknochen des großen und des zweiten Zehs. Seine Stimulierung empfiehlt sich bei durch Zorn, Ärger und Alkohol ausgelösten Kopfschmerzen.

✳ **MA 44 – Innenhof**

Dieser Punkt befindet sich an der »Schwimmhaut« zwischen dem zweiten und dritten Zeh. Seine Stimulierung ist bei durch Sorgen und ungesunde Ernährung verursachten Kopfschmerzen zu empfehlen, die mit einer Milz- und Magenschwäche verbunden sind.

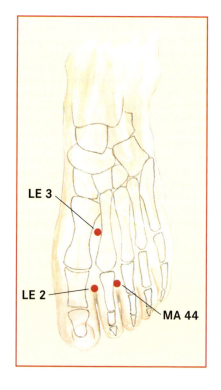

Kopfschmerzen

* **MP 6 – Zusammentreffen der drei Yin-Meridiane**

In der Unterschenkelinnenseite, vier Fingerbreit über dem Knöchel, liegt dieser Punkt. Seine Stimulierung ist besonders zu empfehlen, wenn Ihre Kopfschmerzen auf Nässe, Zorn, Ärger und Alkohol oder auf Schlafmangel und Überarbeitung (Leere von Qi und Blut) zurückzuführen sind.

* **NI 3 – Großer Bach**

An der Fußinnenseite, zwischen dem höchsten Punkt des Knöchels und der Achillessehne, finden Sie diesen Punkt. Seine Stimulierung hilft bei durch Schlafmangel und Überarbeitung verursachten Kopfschmerzen.

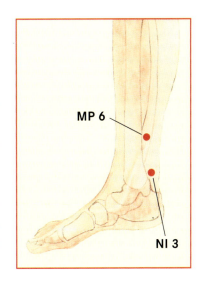

* **GB 1 – Pupillenspalte**

An der Schläfe, in Höhe des äußeren Augenwinkels direkt hinter den (spürbaren) Augenhöhlenknochen, liegt dieser Punkt. Seine Stimulierung hilft bei durch Zorn, Ärger und Alkohol ausgelösten Kopfschmerzen.

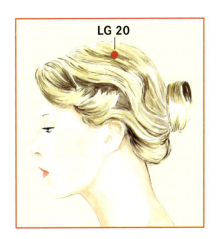

* **LG 20 – 100 Zusammenkünfte**

Diesen höchsten Punkt finden Sie oben auf dem Schädel, im Mittelpunkt der Verbindungslinie zwischen den Ohrenachsen. Seine Stimulierung hilft bei durch Zorn, Ärger und Alkohol ausgelösten Kopfschmerzen oder wenn sie auf Schlafmangel und Überarbeitung (Leere von Qi und Blut) zurückzuführen sind.

* **Moxibustion**

Bei kältebedingten Kopfschmerzen (auch kalter Wind oder nasskaltes Wetter) empfiehlt es sich, die Punkte GB 20, MA 36, DI 4, DI 11 und MP 6 zusätzlich mit der wohltuenden Wärme bei der Moxibustion (siehe Seite 48ff.) zu behandeln.

CHINESISCHE HEILREZEPTE

* Sind die Kopfschmerzen durch Wind ausgelöst worden, hilft es, wenn Sie in ein Geschirrhandtuch 1–1,5 kg rohe grüne Bohnen einbinden und es wie ein Kopfkissen über Nacht unter Ihren Kopf legen – die alten Chinesen schwörten darauf.

* Bei hartnäckigen Kopfschmerzen, die über Tage andauern, empfahlen die alten chinesischen Heilkundigen, sich einige Tropfen frisch gepressten Rettichsaft in die Nase zu träufeln. Sie können dafür auch Knoblauchsaft verwenden.

Beachten Sie

Wenn Magenstörungen und -schmerzen nach einigen Tagen der Selbstbehandlung keine Besserung zeigen, sollten Sie umgehend einen Arzt aufsuchen.

Magenbeschwerden

Ähnlich wie die westliche sieht auch die Traditionelle Chinesische Medizin die Ursachen von Magenbeschwerden vor allem in unseren Essgewohnheiten: unregelmäßiges und hastiges Essen, unausgewogene Ernährung mit zu viel Fleisch und Gebratenem sowie zu heiße oder zu kalte Getränke. Langfristig wird das Qi des Magens dadurch geschwächt, so dass der Magen die aufgenommene Nahrung nicht weitertransportieren kann – damit sind Magenbeschwerden vorprogrammiert. Doch auch psychische Gründe können dafür verantwortlich sein, wenn es im Magen zwickt und zwackt: Anhaltender Ärger, Wut und Stress lassen die Leber über Gebühr erstarken (Element Holz, siehe Seite 14ff.), die daraufhin den Magen angreift und die genannten Symptome hervorruft.

Kopfschmerzen, Magenbeschwerden

Die Behandlung

✳ **KG 10 – Untere Magengrube**

Auf der Verbindungslinie zwischen Nabel und Brustbein, etwa drei Fingerbreit oberhalb des Nabels, finden Sie diesen Punkt. Seine Stimulierung kann durch Moxibustion unterstützt werden.

✳ **KG 12 – Mittlere Magengrube**

Dieser Punkt liegt oberhalb von KG 10, also etwa vier Fingerbreit über dem Bauchnabel. Seine Stimulierung kann durch Moxibustion unterstützt werden.

✳ **KG 13 – Obere Magengrube**

Dieser Punkt liegt oberhalb von KG 12. Seine Stimulierung kann ebenfalls durch Moxibustion unterstützt werden.

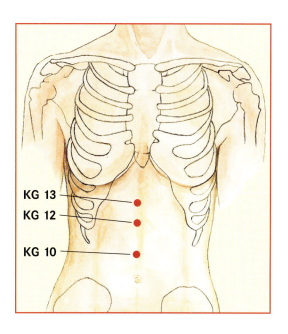

✳ **BL 20 – Transportpunkt zur Milz**

Diesen Punkt finden Sie am Rücken zwischen dem elften und zwölften Brustwirbel. Die Stimulierung von BL 20 kann auch durch Moxibustion unterstützt werden.

✳ **BL 21 – Transportpunkt zum Magen**

Dieser Punkt liegt am Rücken zwischen dem zwölften Brustwirbel und dem ersten Lendenwirbel. Seine Stimulierung wird durch Moxibustion verstärkt.

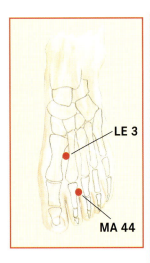

✳ **MA 44 – Innenhof**

Dieser Punkt liegt in der »Schwimmhaut« zwischen dem zweiten und dritten Zeh. Seine Stimulierung hilft besonders bei brennenden Magenschmerzen.

✳ **LE 3 – Höchste Flut**

Zwischen den Enden (zu den Zehenspitzen hin) der beiden Mittelfußknochen des großen und des zweiten Zehs liegt dieser Punkt. Seine Stimulierung ist bei Aggressionen (die Leber greift den Magen an) zu empfehlen.

✳ **MA 36 – Drei Meilen am Bein**

Außen am Schienbein, vier Querfinger unterhalb der Kniescheibe, liegt dieser Punkt zur allgemeinen Harmonisierung. Seine Stimulierung kann durch Moxibustion unterstützt werden.

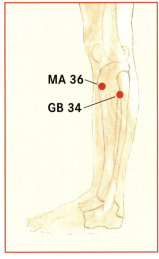

✳ **GB 34 – Quelle am Yang-Hügel**

Dieser Punkt befindet sich seitlich unterhalb des Knies, an der Vertiefung des Wadenbeinköpfchens. Seine Stimulierung ist bei Aggressionen (die Leber greift den Magen an) zu empfehlen.

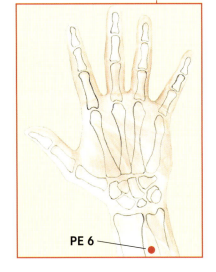

✳ **PE 6 – Innerer Pass**

In der Mitte zwischen den beiden Sehnen an der Innenseite des Unterarms, zwei Daumenbreit oberhalb der Handgelenksfalte, liegt dieser Punkt. Seine Stimulierung empfiehlt sich besonders bei Beschwerden im oberen Magenbereich.

CHINESISCHE HEILREZEPTE

* Rohe Kartoffeln waschen, klein schneiden und den Saft auspressen. Vor jeder Mahlzeit 1 EL davon einnehmen.
* Die Blätter von ½ Kopf Weißkohl waschen und am besten mit einem Entsafter den Saft auspressen. Etwas salzen und 2-mal täglich vor den Mahlzeiten 2 EL davon einnehmen; diese Anwendung sollte man 10 Tage lang wiederholen.
* 2 l Wasser mit 15 g frischem, klein geschnittenem Ingwer um etwa ¼ der Menge einkochen, den Ingwer mit der Gabel herausnehmen. In das restliche Wasser 750 g Reis geben und zu Brei verkochen. Täglich 1 kleine Portion bis zur Besserung der Beschwerden essen.

Menstruationsbeschwerden

Menstruationsbeschwerden, gleich welcher Art, sind nach Auffassung der chinesischen Medizin immer im Zusammenhang mit der Leber zu sehen, da sie das Blut im Körper (siehe Seite 34) verteilt. Ein Blutmangel und damit verbunden eine ausbleibende oder zu schwache Periode bzw. eine zu starke Blutung gehen letztlich also auf Disharmonien der Leber zurück.

Auch das prämenstruelle Syndrom mit seinen typischen Kennzeichen wie Aggressivität und emotionaler Unausgeglichenheit lässt sich auf die Leber zurückführen, da ihr diese Gefühlsregungen zugeordnet werden. Bedenken Sie aber auch, dass viele Menstruationsbeschwerden auf seelische und körperliche Überlastungen zurückzuführen sind. Die Angst vor einer Schwangerschaft und die Ablehnung eines Sexualpartners können Ursachen sein, ebenso der übertriebene Ehrgeiz, Höchstleistungen vollbringen zu wollen.

Beachten Sie

Lassen Sie die Ursachen Ihrer Menstruationsbeschwerden vor der Selbstbehandlung abklären, denn manchmal verbergen sich dahinter ernst zu nehmende Erkrankungen der Geschlechtsorgane oder aber Hormonstörungen, die einer ärztlichen Behandlung bedürfen.

Die Behandlung

❋ **MP 6 – Zusammentreffen der drei Yin-Meridiane**

An der Unterschenkelinnenseite, vier Fingerbreit über dem Knöchel und hinter dem Schienbein, liegt dieser Punkt.

❋ **MP 8 – Erddrehpunkt**

Dieser Punkt liegt vier Daumenbreit unterhalb der Vertiefung, in der das Schienbein in das Knie übergeht, zwischen Wadenmuskel und Knochen. Seine Stimulierung sorgt für rasche Linderung der Menstruationsbeschwerden.

❋ **MP 10 – Meer des Blutes**

Dieser Punkt befindet sich zweieinhalb Daumenbreit über dem Kniegelenk, dort, wo der innere Oberschenkelmuskel eine kleine Erhebung bildet. Seine Stimulierung hilft vor allem bei ausbleibender Periode.

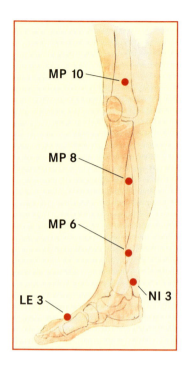

❋ **LE 3 – Höchste Flut**

Zwischen den Enden (zu den Zehenspitzen hin) der beiden Mittelfußknochen des großen und des zweiten Zehs finden Sie diesen Punkt.

❋ **NI 3 – Großer Bach**

An der Fußinnenseite, zwischen dem höchsten Punkt des Knöchels und der Achillessehne, liegt dieser Punkt. Seine Stimulierung hilft besonders bei Yin-Mangel.

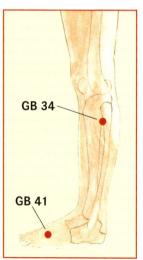

❋ **GB 34 – Quelle am Yang-Hügel**

Seitlich unterhalb des Knies, in der Vertiefung des Wadenbeinköpfchens, finden Sie diesen Punkt.

❋ **GB 41 – Über den Tränen**

Dieser Punkt liegt zwischen den oberen Enden (zu den Zehenspitzen hin) der beiden Mittelfußknochen des kleinen und des vierten Zehs. Seine Stimulierung empfiehlt sich vor allem bei Spannungsgefühl in den Brüsten.

Menstruationsbeschwerden

✳ **KG 3 – In der Mitte zwischen den Polen**
Dieser Punkt befindet sich auf der Verbindungslinie zwischen Schambein und Nabel, knapp über dem Schambeinrand.

✳ **KG 4 – Tor der Ursprungsenergie**
Ebenfalls auf der Verbindungslinie zwischen Schambein und Nabel, etwas oberhalb von KG 3, liegt dieser Punkt.

✳ **KG 6 – Meer des Qi**
Diesen Punkt finden Sie vier Fingerbreit oberhalb des Schambeins, knapp unterhalb des Nabels.

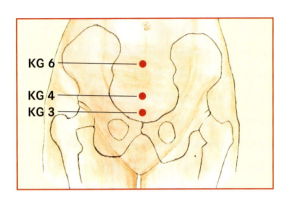

✳ **BL 23 – Transportpunkt zu den Nieren**
Dieser Punkt befindet sich am Rücken zwischen dem zweiten und dritten Lendenwirbel.

✳ **BL 30 – Kreuzpunkt**
Dieser Punkt befindet sich knapp neben dem Kreuzbein.

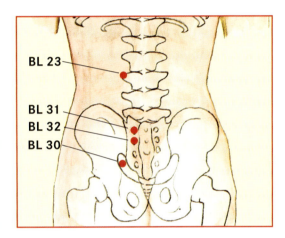

✳ **BL 31 – Kreuzpunkt**
In der Vertiefung, die das Kreuzbein oberhalb des Pos am Rücken bildet, finden Sie diesen Punkt.

✳ **BL 32 – Kreuzpunkt**
Einen Daumenbreit unterhalb von BL 31 (in der Delle am Kreuzbein) liegt dieser Punkt.

✳ **Moxibustion**
Die Wärmebehandlung durch Abbrennen von Beifuß (siehe Seite 49) kann die Blutung verstärken. Wenn Sie also eine zu schwache Periode haben oder diese zu lange auf sich warten

Rundum gesund mit Akupressur

Wenn Sie eine zu starke Regelblutung befürchten, sollten Sie auf die Moxibustion verzichten.

lässt, sollten Sie es einmal mit der Moxibustion der oben genannten Punkte versuchen. Bei einer zu starken Menstruation ist diese Behandlung jedoch nicht angezeigt.

CHINESISCHE HEILREZEPTE

✳ Wenn sich die Periode verzögert, kochen Sie 15 g frischen Ingwer, 100 g rote Datteln (im Asienladen erhältlich) und 100 g braunen Zucker in ½ l Wasser. Diesen Sud trinken Sie über den ganzen Tag verteilt so lange, bis sich die Blutung eingestellt hat.

✳ Im Fall einer schmerzhaften und zu starken Regelblutung kochen Sie 100 g schwarze Bohnen in einem Topf Wasser so lange, bis sie weich sind. Anschließend süßen Sie diese nach Geschmack mit braunem Zucker und essen den Bohnenbrei.

Beachten Sie

Bei starken Dauerschmerzen im Nacken- und Kopfbereich, Taubheit und Schmerzen in den Armen, Schwindelgefühl sowie Seh- oder Hörstörungen müssen Sie umgehend einen Arzt aufsuchen.

Nackenschmerzen

Zu der Entstehung von Nackenschmerzen aus der Sicht der Traditionellen Chinesischen Medizin lesen Sie bitte unter »Kopfschmerzen« auf Seite 90ff. nach.

Die Behandlung
✳ **BL 10 – Säule des Himmels**
Dieser Punkt befindet sich unterhalb der Schädelbasis, knapp zwei Daumenbreit seitlich der Stelle, an der die Wirbelsäule in den Schädel übergeht.

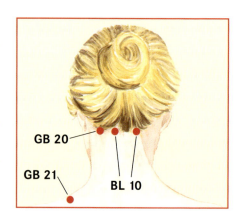

Menstruationsbeschwerden, Nackenschmerzen

✻ **GB 20 – Windteich**
Dieser Punkt liegt am Ansatz der Nackenmuskeln, am unteren Hinterhauptrand (siehe Seite 100).

✻ **GB 21 – Schulterbrunnen**
Dieser Punkt befindet sich in der Mitte zwischen dem ersten Brustwirbel und der Schulterhöhe. Die Stimulierung des Punktes ist bei einem verspannten Trapezmuskel zu empfehlen (siehe Seite 100).

✻ **3E 5 – Äußerer Pass**
Oberhalb des Handrückens, zwei Daumenbreit von der Handgelenksfalte in Richtung Ellbogen, liegt dieser Punkt.

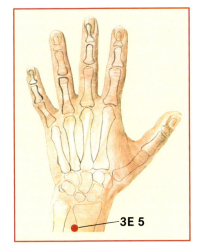

✻ **PE 6 – Innerer Pass**
Diesen Punkt finden Sie in der Mitte zwischen den beiden Sehnen an der Innenseite des Unterarms, etwa zwei Daumenbreit oberhalb der Handgelenksfalte.

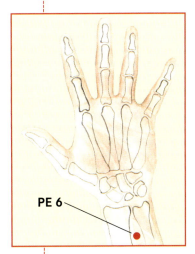

✻ **BL 60 – Kunlungebirge**
An der Außenseite des Fußes, zwischen Knöchel und Achillessehne an der oberen Kante des Fersenbeins, liegt dieser Behandlungspunkt. Seine Stimulierung empfiehlt sich vor allem bei chronischen Nackenschmerzen.

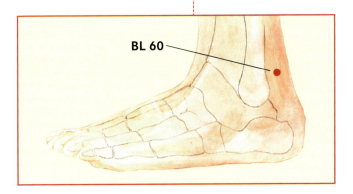

Rundum gesund mit Akupressur

✳ **Rotieren**

Darüber hinaus empfiehlt die chinesische Medizin bei Nackenschmerzen, sanft den Kopf kreisen zu lassen – erst nach rechts, dann nach links. Dies entspannt und lockert Ihre schmerzende Nackenmuskulatur.

Nasenbluten

Bei Nasenbluten haben Magen und Lungen zu viel Feuer. Ihre Hitze steigt nach oben und kann nach Ansicht der alten chinesischen Heilkundigen zu Nasenbluten führen. Die Blutungen sind normalerweise harmlos, aber doch sehr lästig.

Beachten Sie

Sollten die Blutungen nicht nach 20 Minuten zum Stillstand gekommen sein oder aber noch stärker werden, müssen Sie einen Arzt rufen. Das gilt auch für den Fall, dass Ihr Nasenbluten durch Kopf- oder Nackenverletzungen verursacht wurde.

Die Behandlung

✳ **DI 4 – Verbindung mit dem Tal**

Wenn man den Daumen an den ausgestreckten Zeigefinger presst, so entsteht eine Muskelwölbung; an ihrem höchsten Punkt liegt DI 4.

✳ **DI 11 – Gewundener Teich**

Wenn Sie den Ellbogen anwinkeln, entsteht eine Falte, an deren äußerem Ende dieser Punkt liegt.

✳ **LU 11 – Junger Händler**

Am äußeren Winkel des Daumennagels finden Sie diesen Punkt.

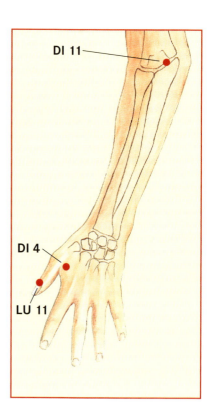

Nackenschmerzen, Nasenbluten, Nasennebenhöhlenentzündung

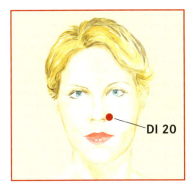
DI 20

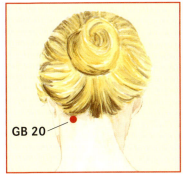
GB 20

* **DI 20 – Den Duft willkommen heißen**
In der Falte zwischen Lippen und Nasenflügel, der Nasolabialfalte, finden Sie diesen Punkt.
* **GB 20 – Windteich**
Dieser Punkt befindet sich am Ansatz der Nackenmuskeln, also am unteren Hinterhauptrand.

* **MA 44 – Innenhof**
An der »Schwimmhaut« zwischen dem zweiten und dritten Zeh finden Sie diesen Punkt.

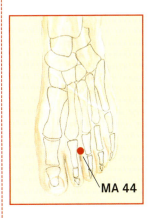
MA 44

Nasennebenhöhlenentzündung

Die Medizin des alten China spricht bei Erkrankungen, die etwa durch Bakterien oder Viren hervorgerufen werden, häufig von krank machenden äußeren Einflüssen wie dem Wind. Durch diesen können Krankheitserreger übertragen werden, so dass mit dem Begriff »Wind« sicherlich u. a. auch der Einfluss krank machender Keime gemeint ist.

Nasennebenhöhlenentzündungen werden jedenfalls durch den Wind ausgelöst, welcher die Lebensenergie der Lunge behindert und so bewirkt, dass Flüssigkeiten in der Nase und in den Nasennebenhöhlen stagnieren.

Beachten Sie

Sollten sich Ihre Beschwerden nicht binnen vier Tagen gebessert haben oder Sie hohes Fieber (über 39 °C) bekommen, ziehen Sie einen Arzt hinzu.

Die Behandlung

✳ DI 4 – Verbindung mit dem Tal

Pressen Sie den Daumen an den ausgestreckten Zeigefinger: An dem höchsten Punkt der Muskelwölbung, die dabei entsteht, liegt DI 4.

✳ DI 11 – Gewundener Teich

Wenn Sie den Ellbogen anwinkeln, entsteht eine Falte, an deren äußerem Ende dieser Punkt liegt.

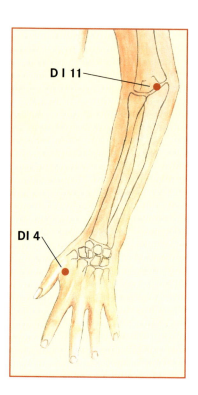

✳ DI 20 – Den Duft willkommen heißen

In der Falte zwischen Lippen und Nasenflügel, der Nasolabialfalte, finden Sie diesen Punkt.

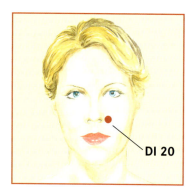

Sie können die Akupressurbehandlung durch eine ausgewogene Ernährung wirkungsvoll unterstützen. Meiden Sie Fettes und zu scharf Gesalzenes.

✳ Richtige Ernährung

Heiße, scharfe und fette Nahrungsmittel können nach Ansicht der Traditionellen Chinesischen Medizin die Entstehung von Nasennebenhöhlenentzündungen begünstigen und sollten deshalb während der Erkrankung gemieden und auch sonst, wenn Sie grundsätzlich anfällig für Atemwegserkrankungen sind, reduziert werden.

Niedriger Blutdruck

Dauerhaft zu niedrigen Blutdruckwerten liegt aus Sicht der chinesischen Heilkunde ein Mangel an Qi zugrunde, der auch einen Mangel an Nieren-Yang nach sich ziehen kann. Jede länger anhaltende Disharmonie im Energiefluss kann also zu Leis-

Nasennebenhöhlenentzündung, niedriger Blutdruck

tungsabfall, Müdigkeit und niedrigem Blutdruck führen. Durch Akupressur kann man die Harmonie wiederherstellen.

Die Behandlung

✳ **LG 4 – Pforte des Lebens**

Dem Nabel gegenüber an der Wirbelsäule zwischen dem zweiten und dritten Lendenwirbel liegt dieser Punkt.

✳ **BL 20 – Transportpunkt zur Milz**

Am Rücken zwischen dem elften und zwölften Brustwirbel finden Sie diesen Punkt.

✳ **BL 21 – Transportpunkt zum Magen**

Am Rücken zwischen dem zwölften Brustwirbel und dem ersten Lendenwirbel liegt dieser Punkt.

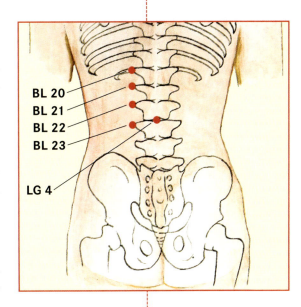

✳ **BL 22 – Transportpunkt zum Dreifachen Erwärmer**

Am Rücken zwischen dem ersten und zweiten Lendenwirbel finden Sie diesen Punkt.

✳ **BL 23 – Transportpunkt zu den Nieren**

Am Rücken zwischen dem zweiten und dritten Lendenwirbel liegt dieser Punkt. Die Stimulierung der genannten Punkte des Blasen-Meridians kann durch Moxibustion (siehe Seite 48ff.) unterstützt werden.

✳ **KG 6 – Meer des Qi**

Vier Fingerbreit oberhalb des Schambeins, knapp unterhalb des Nabels, liegt dieser Punkt. Seine Stimulierung kann durch Moxibustion (siehe Seite 48ff.) unterstützt werden.

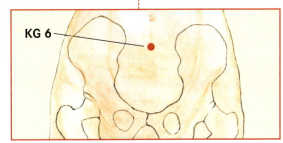

Rundum gesund mit Akupressur

Wer mit niedrigem Blutdruck zu kämpfen hat, bringt seinen Kreislauf schneller in Schwung, wenn er den Tag mit einer kurzen Gymnastik beginnt.

✳ **MA 36 – Drei Meilen am Bein**
Außen am Schienbein, vier Querfinger unterhalb der Kniescheibe, finden Sie diesen Punkt. Seine Stimulierung kann durch Moxibustion (siehe Seite 48ff.) unterstützt werden.

✳ **MP 6 – Zusammentreffen der drei Yin-Meridiane**
Dieser Punkt befindet sich an der Unterschenkelinnenseite, vier Fingerbreit über dem Knöchel.

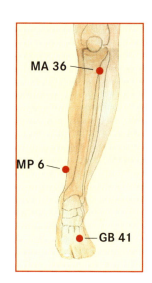

Beachten Sie

Ödeme sollten ausschließlich vom Arzt behandelt werden, da es im Zuge dieser Erkrankung zu schwerwiegenden Komplikationen kommen kann. Akupressur kann jedoch die ärztliche Therapie wirksam unterstützen.

Ödeme

An der Entstehung von Ödemen sind der Traditionellen Chinesischen Medizin zufolge Nieren, Lunge und Magen beteiligt: Die Nieren sind zuständig für die Dosierung und die Ausscheidung des Wassers, die Lunge verteilt die Flüssigkeiten unter der Haut, und die Milz trägt die Verantwortung für deren Verarbeitung. Der Grund, warum diese Organe ihre Aufgaben nicht mehr so richtig erfüllen können, ist eine Schwächung, die durch Überarbeitung oder anhaltende ungesunde Ernährung hervorgerufen wird.

Die Behandlung

✳ **MA 36 – Drei Meilen am Bein**
Außen am Schienbein, vier Querfinger unterhalb der Kniescheibe, liegt dieser allgemeine Tonisierungspunkt (siehe Abbildung oben).

✳ **GB 41 – Über den Tränen**
Zwischen den oberen Enden (zu den Zehenspitzen hin) der beiden Mittelfußknochen des kleinen und des vierten Zehs finden Sie diesen Punkt (siehe Abbildung oben).

Niedriger Blutdruck, Ödeme

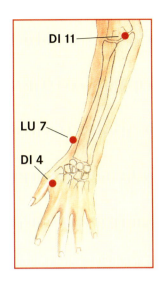

✴ **DI 4 – Verbindung mit dem Tal**

Wenn man den Daumen an den ausgestreckten Zeigefinger presst, entsteht eine Muskelwölbung; an ihrem höchsten Punkt liegt DI 4.

✴ **DI 11 – Gewundener Teich**

Wenn Sie den Ellbogen anwinkeln, entsteht eine Falte. Am äußeren Ende dieser Falte, an der Außenseite des Arms, liegt dieser Punkt.

✴ **LU 7 – Unterbrochene Reihe**

In der Furche zwischen Elle und Speiche, etwa eineinhalb Daumenbreit vom Handgelenksspalt entfernt, liegt dieser Punkt.

Ödeme werden nicht nur durch Unterernährung verursacht. Auch ein Mangel an Vitaminen und Eiweiß in der täglichen Nahrung begünstigt diese Erkrankung.

✴ **BL 20 – Transportpunkt zur Milz**

Am Rücken zwischen dem elften und zwölften Brustwirbel befindet sich dieser Punkt.

✴ **BL 21 – Transportpunkt zum Magen**

Am Rücken zwischen dem zwölften Brustwirbel und dem ersten Lendenwirbel liegt dieser Punkt.

✴ **BL 23 – Transportpunkt zu den Nieren**

Dieser Punkt des Blasen-Meridians befindet sich am Rücken zwischen dem zweiten und dritten Lendenwirbel.

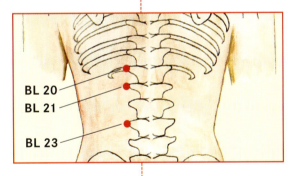

✴ **LG 26 – Mitte des Menschen**

Bei Gesichtsödemen akupressieren Sie diesen Punkt, der direkt unterhalb der Nase liegt.

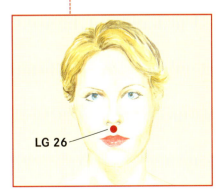

Rundum gesund mit Akupressur

Psychische Beeinträchtigungen führen – wenn sie nicht bewusst gemacht, sondern verdrängt werden – früher oder später auch zu körperlichen Beschwerden oder sogar zu chronischen Krankheiten. Deshalb ist ihre rechtzeitige Behandlung besonders wichtig.

Psychische Probleme

Psychische Probleme in unserem – westlich geprägten – Sinn kennt die chinesische Medizin nicht. Denn wer darauf achtet, dass sich Körper, Geist und Seele im harmonischen Gleichgewicht befinden, wird selten unter Niedergeschlagenheit, depressiven Verstimmungen oder übermäßiger Nervosität leiden. Doch hier zu Lande sind sehr viele Menschen davon betroffen.

Gerade bei Problemen im psychischen Bereich ist die Akupressur eine außerordentlich gute Hilfe. Sie gleicht seelische Disharmonien aus, indem sie beruhigt oder anregt, sie löst Blockaden und lässt damit die seelischen und geistigen Energien wieder fließen. Zugleich bringt sie verdrängte, nicht ausgelebte Gefühle und Ängste an die Oberfläche, so dass diese bewusst wahrgenommen und verarbeitet werden können – eine wichtige Voraussetzung, um aus einem Stimmungstief herauszukommen oder von hektischer Überaktivität zu Ausgeglichenheit und Harmonie zurückzufinden.

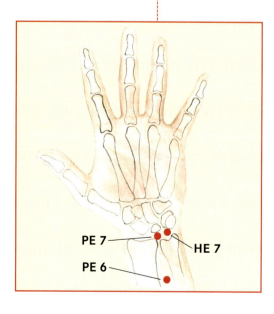

Die Behandlung

✸ **HE 7 – Tor des Geistes**

Dieser Punkt liegt direkt in der Handgelenksfalte auf der Seite der Elle. Seine Stimulierung hilft bei Unruhe, übermäßiger Anspannung und Nervosität.

✸ **PE 6 – Innerer Pass**

In der Mitte zwischen den beiden Sehnen an der Innenseite des Unterarms, etwa zwei Daumenbreit oberhalb der Handgelenksfalte, finden Sie diesen Punkt. Seine Stimulierung ist ebenfalls bei Unruhe, übermäßiger Anspannung und Nervosität zu empfehlen.

Psychische Probleme

* **PE 7 – Großer Hügel**

Genau in der Mitte der inneren Handgelenksfalte befindet sich dieser Punkt, der sich besonders gut zur Beruhigung nach großer emotionaler Erregung, wie beispielsweise der Beendigung einer Partnerschaft oder dem Verlust eines sehr nahen Freundes, eignet (siehe Seite 108).

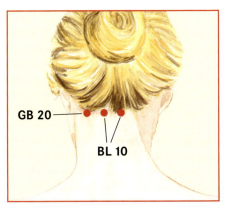

* **GB 20 – Windteich**

Diesen Punkt finden Sie am Ansatz der Nackenmuskeln, am unteren Hinterhauptrand. Seine Stimulierung hilft bei unterdrückten und aufgestauten Gefühlen sowie bei allgemeiner Niedergeschlagenheit und depressiven Stimmungen.

* **BL 10 – Säule des Himmels**

Dieser Punkt liegt unterhalb der Schädelbasis, knapp zwei Daumenbreit seitlich der Stelle, an der die Wirbelsäule in den Schädel übergeht. Seine Stimulierung ist bei Niedergeschlagenheit und depressiven Stimmungen zu empfehlen.

* **LG 19 – Hinterer Gipfel**

Dieser Punkt liegt oben auf dem Schädel, zwei Daumenbreit hinter LG 20. Seine Stimulierung hilft ebenfalls bei Niedergeschlagenheit und depressiven Stimmungen.

* **LG 20 – 100 Zusammenkünfte**

Oben auf dem Schädel, im Mittelpunkt der Verbindungslinie zwischen den Ohrenachsen, finden Sie diesen höchsten Punkt. Seine Stimulierung ist bei Niedergeschlagenheit sowie depressiven Stimmungen zu empfehlen.

* **LG 26 – Mitte des Menschen**

Direkt unterhalb der Nase liegt dieser Punkt.

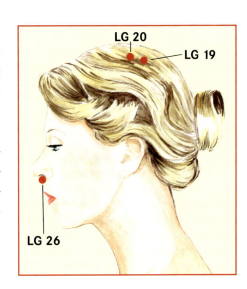

Rundum gesund mit Akupressur

Seine Stimulierung hebt die Stimmung und öffnet die Sinne sowie den Geist bei depressiven Verstimmungen.

✳ GB 30 – Im Kreis springen

Am höchsten Punkt des Oberschenkelknochens, direkt hinter dem Gelenkkopf (Hüftkopf) am Gesäßmuskel, liegt dieser Punkt. Seine Stimulierung eignet sich bei unterdrückten und aufgestauten Gefühlen.

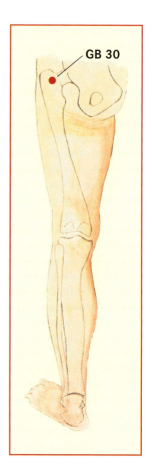

✳ MA 40 – Üppig

Dieser Punkt befindet sich von der Mitte des Schienbeins aus zwei Daumenbreit nach außen hin. Seine Stimulierung öffnet das Herz.

✳ LE 3 – Höchste Flut

Diesen Punkt finden Sie zwischen den Enden (zu den Zehenspitzen hin) der beiden Mittelfußknochen des großen und des zweiten Zehs. Seine Stimulierung empfiehlt sich bei unterdrückten und aufgestauten Gefühlen.

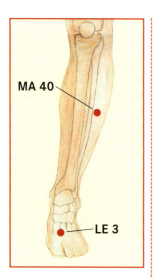

Heilrezepte für geplagte Nerven und gegen depressive Stimmungen.

CHINESISCHE HEILREZEPTE

✳ Wenn Sie zu schwachen Nerven neigen: Zerstoßen Sie 50 g schwarze Sesamkörner, 50 g Walnusskerne und 20 g Kumquats im Mörser zu einem Brei, und nehmen Sie davon täglich 2-mal etwa 10 g zu sich.

✳ Wenn Sie seelisch labil sind: Kochen Sie 50 g geschälte Weizenkörner, 18 g Süßholz und 15 rote Datteln in ¼ l Wasser weich. Diesen Brei essen Sie über mehrere Tage morgens und abends zu den Mahlzeiten.

Psychische Probleme, Raucherentwöhnung

Raucherentwöhnung

Aus Sicht der Traditionellen Chinesischen Medizin hat Nikotinabhängigkeit in erster Linie mit den Lungen zu tun. So kann beispielsweise eine Lungenschwäche (schwaches Lungen-Qi) das Rauchen in der Weise beeinflussen, dass der Betreffende versucht, sich in Form von Tabakrauch Wärme, also Energie, zuzuführen. Da dies jedoch die Lungen weiter schwächt, verstärkt sich entsprechend das Verlangen nach dem Rauchen – ein Teufelskreis. Bei der Entwöhnung spielen die Nieren eine wichtige Rolle, denn sie sind als Sitz der Willenskraft maßgeblich am Durchhalten beteiligt.

Unterstützen Sie die Akupressurbehandlung zur Raucherentwöhnung auch durch Ihren unbedingten Willen, von der Nikotinabhängigkeit wegzukommen.

Die Behandlung

* **LU 9 – Tiefer Abgrund**

Dieser Punkt liegt am Ende der Handgelenksfurche, in der Vertiefung am Ende der Speiche.

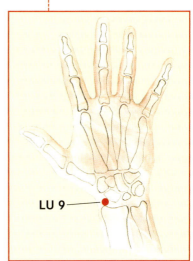

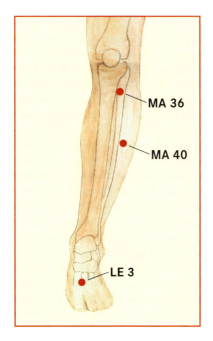

* **MA 36 – Drei Meilen am Bein**

Außen am Schienbein, vier Querfinger unterhalb der Kniescheibe, befindet sich dieser Punkt zur allgemeinen Harmonisierung.

* **MA 40 – Üppig**

Sie finden diesen Behandlungspunkt, wenn Sie von der Mitte des Schienbeins zwei Daumenbreit nach außen gehen.

* **LE 3 – Höchste Flut**

Dieser Punkt liegt zwischen den Enden (zu den Zehenspitzen hin) der beiden Mittelfußknochen des großen und des zweiten Zehs.

Rundum gesund mit Akupressur

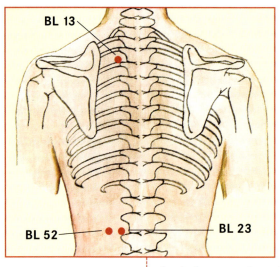

✳ BL 13 – Lungenpunkt
Dieser Punkt befindet sich am Rücken zwischen dem dritten und vierten Brustwirbel.

✳ BL 23 – Transportpunkt zu den Nieren
Am Rücken zwischen dem zweiten und dritten Lendenwirbel finden Sie diesen Punkt.

✳ BL 52 – Nierenpunkt
Dieser Punkt liegt zwei Daumenbreit seitlich von BL 23. Seine Stimulierung stärkt die Willenskraft; nutzen Sie dies also in jenen »schwachen« Momenten, in denen Sie die Lust auf eine Zigarette quält.

✳ GB 34 – Quelle am Yang-Hügel
Seitlich unterhalb des Knies, an der Vertiefung des Wadenbeinköpfchens, liegt dieser Punkt.

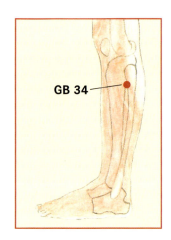

✳ Ohrmassage
Eine weitere gute Hilfe, um »standhaft« zu bleiben, ist das sanfte Massieren der Außenseiten der Ohren. Mehrmals täglich vorgenommen, wird es Ihnen helfen, wenn es Sie schrecklich nach einer Zigarette gelüstet.

Im Übrigen: Bedenken Sie, dass auch eine Akupressurbehandlung Sie nur dann wirksam von Ihrer Sucht befreien kann, wenn sie regelmäßig und mit Geduld durchgeführt wird. Der Erfolg hängt von Ihnen ab.

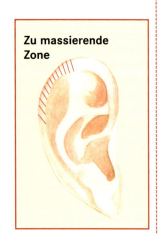

Zu massierende Zone

Rheumatische Beschwerden

Bei rheumatischen Beschwerden, so sieht es die chinesische Medizin, dringen Wind, Kälte, Nässe oder Hitze in den Körper ein, setzen sich in den Gelenken fest und blockieren diese. Die Entstehung von Rheuma begünstigen ferner einseitige und übermäßige Belastung der Gelenke, konstitutionelle Schwäche des Blutes und Yin-Mangel, fortschreitendes Alter sowie Gefühle, die eine Blockade in bestimmten Meridianen bewirken (z. B. Zorn oder Aggressionen).

Die Behandlung

✴ BL 10 – Säule des Himmels

Dieser Punkt liegt unterhalb der Schädelbasis, knapp zwei Daumenbreit seitlich der Stelle, an der die Wirbelsäule in den Schädel übergeht. Seine Stimulierung hilft bei Nackenbeschwerden.

✴ GB 20 – Windteich

Dieser Punkt liegt am Ansatz der Nackenmuskeln, am unteren Hinterhauptrand. Seine Stimulierung hilft bei Nackenbeschwerden.

✴ GB 21 – Schulterbrunnen

Genau in der Mitte zwischen dem ersten Brustwirbel und der Schulterhöhe befindet sich dieser Punkt. Seine Stimulierung empfiehlt sich bei Nackenbeschwerden.

> **Beachten Sie**
>
> *Bei länger anhaltenden Schmerzen an den Gelenken und anderen Gelenkbeschwerden sollten Sie einen Arzt aufsuchen. Die nebenstehend empfohlenen Akupressurbehandlungen können seine Therapie wirksam unterstützen.*

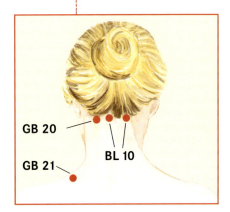

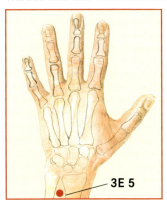

✴ 3E 5 – Äußerer Pass

Diesen Punkt finden Sie oberhalb des Handrückens, zwei Daumenbreit von der Handgelenksfalte in Richtung Ellbogen. Seine Stimulierung empfiehlt sich bei Beschwerden an den Schultern und Ellbogen.

Rundum gesund mit Akupressur

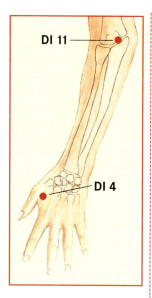

✳ DI 4 – Verbindung mit dem Tal
Wenn man den Daumen an den ausgestreckten Zeigefinger presst, dann entsteht eine Muskelwölbung; an ihrem höchsten Punkt liegt DI 4. Seine Stimulierung hilft bei Beschwerden an den Schultern und am Ellbogen.

✳ DI 11 – Gewundener Teich
Wenn man den Ellbogen anwinkelt, entsteht eine Falte, an deren äußerem Ende an der Außenseite des Arms DI 11 liegt.

✳ GB 30 – Im Kreis springen
Diesen höchsten Punkt des Oberschenkelknochens finden Sie direkt hinter dem Gelenkkopf (Hüftkopf) am Gesäßmuskel. Seine Stimulierung ist bei Beschwerden an der Hüfte empfehlenswert.

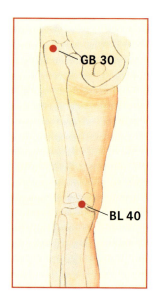

✳ BL 40 – Mitten in der Biegung
An der Beinhinterseite, genau in der Mitte der Kniekehle, liegt dieser Punkt. Seine Stimulierung ist besonders bei Beschwerden am Knie zu empfehlen.

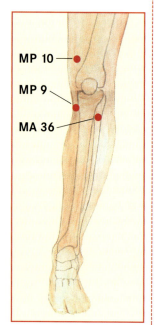

✳ MA 36 – Drei Meilen am Bein
Dieser Punkt liegt außen am Schienbein, vier Querfinger unterhalb der Kniescheibe. Seine Stimulierung hilft bei Beschwerden am Knie.

✳ MP 9 – Quelle am Yin-Hügel
Diesen Punkt finden Sie in der Vertiefung, in der das Schienbein in das Knie übergeht, zwischen Wadenmuskel und Knochen. Seine Stimulierung empfiehlt sich ebenfalls bei Kniebeschwerden.

Rheumatische Beschwerden

✳ MP 10 – Meer des Blutes

Dieser Punkt liegt zweieinhalb Daumenbreit über dem Kniegelenk, dort, wo der innere Oberschenkelmuskel eine kleine Erhebung bildet. Seine Stimulierung hilft bei Beschwerden am Knie (siehe Seite 114).

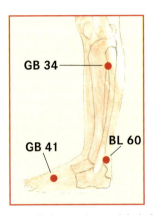

✳ GB 34 – Quelle am Yang-Hügel

Diesen Punkt finden Sie seitlich unterhalb des Knies, in der Vertiefung des Wadenbeinköpfchens. Seine Stimulierung hilft bei Beschwerden am Knie.

✳ GB 41 – Über den Tränen

Dieser Behandlungspunkt befindet sich zwischen den oberen Enden (zu den Zehenspitzen hin) der beiden Mittelfußknochen des kleinen und des vierten Zehs. Seine Stimulierung hilft bei Beschwerden an der Hüfte.

✳ BL 60 – Kunlungebirge

Dieser Punkt liegt an der Außenseite des Fußes, zwischen Knöchel und Achillessehne an der oberen Kante des Fersenbeins. Seine Stimulierung hilft bei Beschwerden am Knöchel.

Die Krankheitsbezeichnung »Rheuma« beschreibt eine Vielzahl unterschiedlicher Krankheitsbilder im Bereich der Gelenke, die entweder durch entzündliche Prozesse oder durch Abnutzungserscheinungen verursacht werden. Oft überlagern sich beide Indikationen.

✳ NI 3 – Großer Bach

Dieser Punkt liegt an der Fußinnenseite, zwischen dem höchsten Punkt des Knöchels und der Achillessehne. Seine Stimulierung ist bei Beschwerden am Knöchel empfehlenswert.

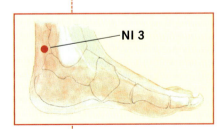

✳ Lokale Massage

Zusätzlich zur Akupressur der Punkte BL 60 und NI 3 sollten Sie die schmerzenden Stellen an den Gelenken sanft drücken

Bei der Behandlung rheumatischer Beschwerden kann die Moxibustion in vielen Fällen die Akupressurbehandlung wesentlich effektiver gestalten.

und massieren, da hier der Energiefluss infolge der Entzündung des Gewebes am stärksten blockiert ist.

✳ Moxibustion

Bei einem Tennisellbogen, hervorgerufen durch ständige Überbelastung des Ellbogengelenks – ein Leiden, von dem nicht nur die Anhänger des weißen Sports betroffen sind –, empfiehlt sich in jedem Fall die zusätzliche Moxibustion (siehe Seite 48ff.) der Punkte BL 10, BL 60, GB 20, GB 21, DI 4, 3E 5 und DI 11.

CHINESISCHE HEILREZEPTE

✳ Bei Rheuma durch »Wind« kochen Sie 30 g klein gehackte Zwiebeln und 30 g Doutschi – salzlose, gekochte und gegorene Sojabohnen (im Asienladen erhältlich) – mit 100 g Reis in Wasser zu einem dünnen Brei. Anschließend nehmen Sie die Zwiebeln heraus und essen 2-mal täglich 1 Portion von dem Brei.

✳ Beim »Kältemuster« bringen Sie 100 g Reis in Wasser zum Kochen, fügen den Saft von 10 g frischem Ingwer hinzu und süßen abschließend den Brei mit Honig. Davon essen Sie täglich 2 Portionen.

Schlafstörungen

Psychische Probleme wie Ängste, Sorgen und angestaute Aggressionen sind meist die eigentliche Ursache von Schlafstörungen.

Nach Auffassung der chinesischen Ärzte besteht bei Schlafproblemen eine Störung im Übergang von Yang (Aktivität) zu Yin (Ruhe), so dass das Herz nicht zur Ruhe finden kann.

Ursachen dieser Störung können Überarbeitung und Ängste sein, welche die Nieren schwächen. Ebenso kann auch die Milz durch Sorgen geschwächt sein oder die Leber infolge von Aggressionen und angestautem Ärger über Gebühr erstarken.

Rheumatische Beschwerden, Schlafstörungen

Die Behandlung

✳ **HE 7 – Tor des Geistes**

Diesen Punkt finden Sie direkt in der Handgelenksfalte auf der Seite der Elle.

✳ **PE 7 – Großer Hügel**

Diesen Punkt finden Sie genau in der Mitte der inneren Handgelenksfalte.

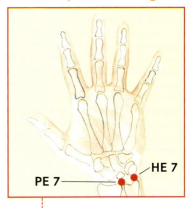

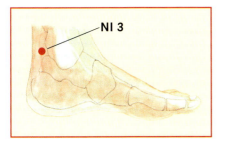

✳ **NI 3 – Großer Bach**

An der Fußinnenseite, zwischen dem höchsten Punkt des Knöchels und der Achillessehne, befindet sich dieser Punkt.

Bäder in lauwarmem Wasser etwa eine Stunde vor dem Zubettgehen unterstützen die Akupressurbehandlung.

✳ **LE 2 – Reise dazwischen**

An der »Schwimmhaut« zwischen dem großen und dem zweiten Zeh liegt dieser Punkt.

✳ **LE 3 – Höchste Flut**

Dieser Punkt befindet sich zwischen den Enden (zu den Zehenspitzen hin) der beiden Mittelfußknochen des großen und des zweiten Zehs.

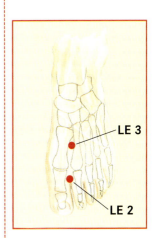

✳ **NI 1 – Sprudelnder Quell**

Auf der Fußsohle, in der Senke zwischen dem Ballen des großen und des kleinen Zehs, finden Sie diesen Punkt. Wer dazu neigt, nachts im Schlaf umherzuwandeln, sollte diesen Punkt verstärkt akupressieren.

Rundum gesund mit Akupressur

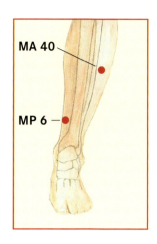

✳ **MP 6 – Zusammentreffen der drei Yin-Meridiane**
Dieser Punkt liegt an der Innenseite des Unterschenkels, vier Fingerbreit über dem Knöchel.

✳ **MA 40 – Üppig**
Dieser Punkt liegt von der Mitte des Schienbeins aus zwei Daumenbreit nach außen. Seine regelmäßige Stimulierung ist besonders Schnarchern zu empfehlen.

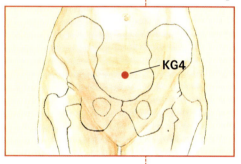

✳ **KG 4 – Tor der Ursprungsenergie**
Auf der Verbindungslinie zwischen Schambein und Nabel (bei etwa zwei Fünftel der Entfernung zwischen Schambein und Nabel) finden Sie diesen Punkt. Seine Stimulierung hilft gegen Schlafwandeln, das vor allem bei Kindern relativ häufig vorkommt.

Ein allzu üppiges Abendbrot zu später Stunde überfordert die Verdauungsorgane und das Herz, die um diese Zeit schon auf Ruhe und Schonung eingestellt sind. Schlafstörungen können die Folge sein.

CHINESISCHE HEILREZEPTE

✳ Wenn Ihnen eine erdrückende Sorgenlast den Schlaf raubt (Milzschwäche), kochen Sie 100 g Haferflocken, 18 g Süßholz und 15 rote Datteln (beides in Asienläden erhältlich) in etwas Wasser zu einem Brei, von dem Sie mehrere Tage hintereinander morgens und abends 1 Portion essen.

✳ Liegen Ihren Schlafproblemen aufgestaute Wut und Aggressionen zugrunde, kochen Sie 60 g Maisbart (die Fäden der Maiskolben; in Asienläden erhältlich) und 150 g Süßwassermuschelfleisch in ½ l Wasser zu einer Suppe, von der Sie jeden zweiten Tag 1 Teller essen.

Schwangerschaftsbeschwerden

Während der Schwangerschaft benötigt eine Frau der chinesischen Medizin zufolge vermehrt Yin und vor allem Blut, um das in ihr heranwachsende neue Leben zu ernähren. Die typischen Beschwerden, die in diesen neun Monaten auftreten können, sind demnach auf Mangelzustände zurückzuführen: Ein Blutmangel bewirkt Schwindelanfälle; da mehr Yin als sonst gebraucht wird, kommt es im Magen zu einem Mangel, der das Magen-Qi und mit ihm den Mageninhalt nach oben steigen lässt; Rückenschmerzen gehen auf mangelndes Yin in den Nieren zurück; Wassereinlagerungen schließlich werden dadurch hervorgerufen, dass das Bindegewebe nicht mehr ausreichend versorgt wird.

Die Behandlung

✱ **NI 3 – Großer Bach**
An der Fußinnenseite, zwischen dem höchsten Punkt des Knöchels sowie der Achillessehne, liegt NI 3.

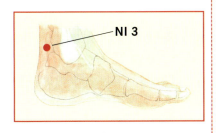

✱ **MP 6 – Zusammentreffen der drei Yin-Meridiane**
Dieser Punkt befindet sich an der Unterschenkelinnenseite, vier Fingerbreit über dem Knöchel.

✱ **MA 36 – Drei Meilen am Bein**
Außen am Schienbein, vier Querfinger unterhalb der Kniescheibe, befindet sich dieser Punkt.

✱ **BL 67 – Nach innen Reichendes**
Dieser Punkt befindet sich am äuße-

> **Beachten Sie**
>
> *Bevor Sie mit der Selbstbehandlung beginnen, sollten Sie mit Ihrem Arzt klären, ob es Einwände gegen die Akupressur gibt. Bitte berücksichtigen Sie beim Akupressieren, dass bestimmte Punkte ab einem gewissen Zeitpunkt der Schwangerschaft nicht mehr stimuliert werden dürfen. Dazu gehören:*
> *DI 4 – nach dem ersten Monat*
> *KG (alle Punkte) – nach dem ersten Monat*
> *NI 3 – nach dem dritten Monat*
> *MP 6 – nach dem siebten Monat*
> *Akupressieren Sie auch alle anderen Punkte stets nur sehr sanft und zurückhaltend.*

ren Nagelfalz des kleinen Zehs. Seine Moxibustion hat sich bei Steißbeinlage des Babys im achten Monat bewährt – die »Erfolgsquote« liegt bei über 80 Prozent!

Sehstörungen

Die Augen gelten der chinesischen Heilkunde als die Sinnesöffnungen des Elements Holz. Demzufolge sind Störungen der Leber stets an der Entstehung von Augenleiden mitbeteiligt, denn dieses Organ wird dem Element Holz zugeordnet (siehe Seite 16).

Dem Nachlassen der Sehkraft ist auch das Element Erde zugeordnet. Die chinesischen Ärzte empfehlen daher zur Behandlung eine Stimulierung der beiden Organe Milz und Magen, die diesem Element zugeordnet sind. Beide Organe haben zwischen 10 und 14 Uhr ihre aktive Phase, so dass eine Stimulierung in dieser Zeit besonders wirksam ist.

Beachten Sie

Sollte die Bindehautentzündung länger als zwei Tage andauern, sollten Schmerzen auftreten und die Symptome sich verschlimmern, muss ein Arzt konsultiert werden. Die nebenstehenden Empfehlungen sind als Unterstützung der ärztlichen Therapie zu verstehen.

Die Behandlung

✳ **MA 36 – Drei Meilen am Bein**
Außen am Schienbein, vier Querfinger unterhalb der Kniescheibe, finden Sie diesen Punkt.

✳ **GB 34 – Quelle am Yang-Hügel**
Diesen Punkt finden Sie seitlich unterhalb des Knies, in der Vertiefung des Wadenbeinköpfchens.

✳ **LE 3 – Höchste Flut**
Dieser Punkt liegt zwischen den Enden (zu den Zehenspitzen hin) der beiden Mittelfußknochen des großen und des zweiten Zehs.

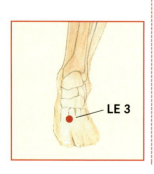

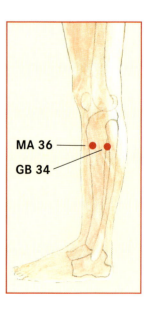

Schwangerschaftsbeschwerden, Sehstörungen

✳ DI 4 – Verbindung mit dem Tal

Wenn man den Daumen an den ausgestreckten Zeigefinger presst, entsteht eine Muskelwölbung; an ihrem höchsten Punkt liegt DI 4.

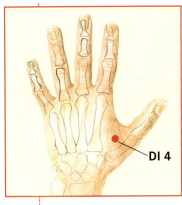

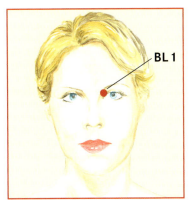

✳ BL 1 – Leuchtende Augen

Diesen Punkt finden Sie in der Vertiefung am Innenwinkel des Auges oberhalb des Tränenkanals.

✳ Weitere Tipps

Drücken Sie mehrmals täglich leicht auf den Knochen um die Augenhöhlen, und legen Sie die Hände sanft wie eine schützende Hülle auf die geschlossenen Augenlider – das entspannt, beruhigt und führt den Augen neue Energien zu.

Trainieren Sie Ihre Augen mehrmals täglich, vor allem dann, wenn Sie am Bildschirm arbeiten. Machen Sie eine Pause, und richten Sie Ihren Blick nacheinander auf verschieden weit entfernte Punkte im Raum und in der Umgebung. Das löst die Verkrampfung des Sehmuskels und fördert seine Durchblutung.

CHINESISCHE HEILREZEPTE

✳ Bei gereizten und trockenen Augen, Lichtempfindlichkeit, Nachtblindheit und überanstrengten Augen empfiehlt sich Möhrenbrei, für den Sie 250 g Möhren waschen, klein schneiden und mit der entsprechenden Menge Reis (je nach Ihrem Bedarf) in Wasser kochen; Sie sollten 2-mal täglich 1 kleinen Teller von dem Möhrenbrei essen.

✳ Hühnerleber gilt in China als altbewährtes Mittel gegen Kurzsichtigkeit und nächtliche Sehschwäche. Kochen Sie 2 Hühnerlebern, 100 g Reis und etwas Salz in ¼ l Wasser zu einem Brei, und essen Sie ihn auf 2 Portionen verteilt über den Tag.

Sexuelle Probleme

Nach Auffassung der Traditionellen Chinesischen Medizin wird die sexuelle Aktivität von den Nieren gesteuert. Deren Funktion und Gesundheit können durch eine ungesunde Ernährung, Überarbeitung und Stress sowie vor allem durch Probleme im emotionalen Bereich gestört sein.

Die Behandlung

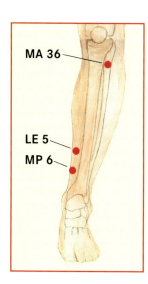

✳ **MP 6 – Zusammentreffen der drei Yin-Meridiane**
Dieser Punkt liegt an der Unterschenkelinnenseite, vier Fingerbreit über dem Knöchel.

✳ **LE 5 – Kürbisgraben**
Dieser Punkt liegt fünf Daumenbreit über der Knöchelspitze. Seine Stimulierung ist besonders Frauen zu empfehlen.

✳ **MA 36 – Drei Meilen am Bein**
Außen am Schienbein, vier Querfinger unterhalb der Kniescheibe, liegt dieser Punkt. Seine Stimulierung dient der allgemeinen Tonisierung des Körpers.

✳ **KG 1 – Zusammentreffen des Yin**
Dieser Punkt befindet sich genau in der Mitte des Damms.

✳ **KG 4 – Tor der Ursprungsenergie**
Auf der Verbindungslinie zwischen Schambein und Nabel (bei etwa zwei Fünftel der Entfernung zwischen Schambein und Nabel) liegt dieser Punkt. Er eignet sich zusammen mit dem folgenden Punkt KG 6 für die sanfte Partnermassage – das entspannt und macht überdies eine Menge Lust.

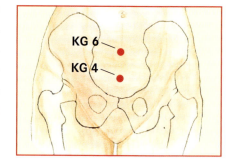

Sexuelle Probleme

✳ **KG 6 – Meer des Qi**
Dieser Punkt befindet sich vier Fingerbreit oberhalb des Schambeins, knapp unterhalb des Nabels (siehe Seite 122).

✳ **BL 23 – Transportpunkt zu den Nieren**
Diesen Punkt finden Sie am Rücken zwischen dem zweiten und dritten Lendenwirbel.

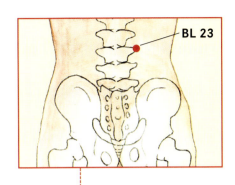

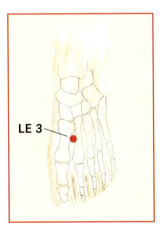

✳ **LG 20 – 100 Zusammenkünfte**
Diesen höchsten Punkt finden Sie oben auf dem Schädel, direkt im Mittelpunkt der gedachten Verbindungslinie zwischen den Ohrenachsen.

✳ **HE 7 – Tor des Geistes**
Dieser Punkt liegt direkt in der Handgelenksfalte auf der Seite der Elle. Sie sollten ihn vor allem stimulieren, wenn Sie unruhig und nervös sind.

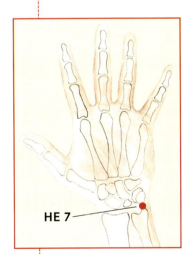

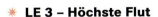

✳ **LE 3 – Höchste Flut**
Dieser Punkt liegt zwischen den Enden (zu den Zehenspitzen hin) der beiden Mittelfußknochen des großen und des zweiten Zehs.

Verstopfung

Ähnlich wie die westliche sieht die chinesische Medizin die Hauptursache für einen trägen Darm in falscher Ernährung: zu wenig Ballaststoffe, zu heiße oder zu kalte Speisen, zu wenig Flüssigkeit. Auch was den Anteil der Psyche betrifft, decken sich die Auffassungen der beiden Heilsysteme. Seelische Probleme schwächen Milz und Leber, die beide die Darmbewegungen kontrollieren – der Grund, warum anhaltende Sorgen und Stress zu hartnäckiger Darmträgheit führen können.

Beachten Sie

Starke Schmerzen am Darmausgang, kolikartige Bauchschmerzen, Erbrechen und Kreislaufbeschwerden können auf einen akuten Darmverschluss hindeuten. In diesem Fall müssen Sie sofort einen Notarzt rufen.

Die Behandlung
✴ **DI 4 – Verbindung mit dem Tal**

Wenn man den Daumen an den ausgestreckten Zeigefinger presst, entsteht eine Muskelwölbung; an ihrem höchsten Punkt liegt DI 4.

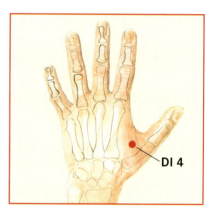

✴ **MP 15 – Großer horizontaler Pinselstrich**

Dieser Punkt befindet sich vier Daumenbreit seitlich des Nabels.

✴ **MA 25 – Himmlischer Drehpunkt**

Drei Daumenbreit seitlich des Bauchnabels liegt dieser Punkt.

✴ **KG 6 – Meer des Qi**

Vier Fingerbreit oberhalb des Schambeins, knapp unterhalb des Nabels, befindet sich dieser Punkt.

✴ **KG 10 – Untere Magengrube**

Diesen Punkt finden Sie auf der Verbin-

Verstopfung

dungslinie zwischen Nabel und Brustbein, etwa drei Fingerbreit oberhalb des Nabels.

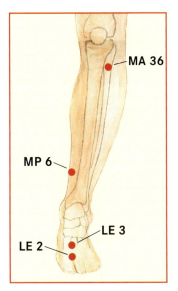

* **MA 36 – Drei Meilen am Bein**
Außen am Schienbein, vier Querfinger unterhalb der Kniescheibe, finden Sie diesen Behandlungspunkt.

* **MP 6 – Zusammentreffen der drei Yin-Meridiane**
An der Unterschenkelinnenseite, vier Fingerbreit über dem Knöchel, befindet sich dieser Punkt.

* **LE 2 – Reise dazwischen**
An der »Schwimmhaut« zwischen dem großen und dem zweiten Zeh finden Sie diesen Behandlungspunkt.

* **LE 3 – Höchste Flut**
Dieser Punkt liegt zwischen den Enden (in Richtung zu den Zehenspitzen) der beiden Mittelfußknochen des großen und des zweiten Zehs.

Bewegungsmangel und falsche Ernährung sind die wichtigsten Ursachen für die weit verbreitete Darmschwäche, die sich als Verstopfung äußert. Rohkost und Vollkornprodukte enthalten Ballaststoffe, die den Darm aktivieren. Regelmäßige körperliche Bewegung und Akupressur unterstützen diese Anregung des Verdauungstrakts.

* **NI 3 – Großer Bach**
Dieser Punkt befindet sich an der Fußinnenseite, zwischen dem höchsten Punkt des Knöchels und der Achillessehne.

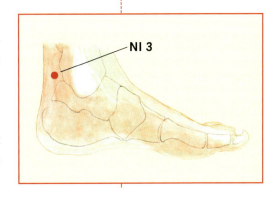

* **Bauchmassage**
Eine wirksame Hilfe bei Verstopfung ist auch eine sanfte Massage des Unterbauchs mit beiden Handflächen.

Achten Sie darauf, dass die rohen Äpfel – am besten gerieben – auf nüchternen Magen, also etwa 20 Minuten vor den Mahlzeiten gegessen werden. Dann ist ihre Wirkung besonders günstig.

CHINESISCHE HEILREZEPTE

* Rohe Äpfel sind für die Chinesen das Mittel der Wahl bei einem trägen Darm: 2 Stück täglich, jeweils morgens und abends auf leeren Magen gegessen, kurbeln die Verdauung an.
* Schälen Sie 2 Bananen, erhitzen Sie sie im Wasserbad, und süßen Sie sie mit etwas Kandiszucker. 1- bis 2-mal täglich genossen, bringen diese Bananen die Verdauung, das heißt den regelmäßigen Stuhlgang, wieder in Schwung.
* Waschen Sie 250 g Spinat, tauchen Sie ihn für 3 Minuten in kochendes Wasser, nehmen Sie die Blätter wieder heraus, und fügen Sie 2 EL Sesamöl hinzu; 2-mal täglich, am besten auf leeren Magen, essen.

Wechseljahrebeschwerden

Die typischen Hitzewallungen erklärt die chinesische Medizin durch den Rückgang von Yin während der Wechseljahre. Dadurch entsteht eine »Leerehitze«, die stark nach außen gerichtet ist. Die Neigung zu Osteoporose (Verminderung von Knochengewebe) ist durch die Schwäche der Nieren aufgrund des Yin-Mangels bedingt, denn die Nieren sind für den Erhalt und die Ernährung der Knochen zuständig.

Die Behandlung

* **MP 6 – Zusammentreffen der drei Yin-Meridiane**

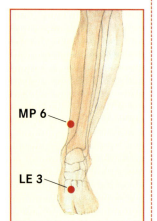

An der Unterschenkelinnenseite, vier Fingerbreit über dem Knöchel, liegt dieser Punkt. Seine Stimulierung dient der allgemeinen Harmonisierung.

* **LE 3 – Höchste Flut**

Zwischen den Enden (zu den Zehenspitzen hin) der beiden Mittelfußknochen des großen und des zweiten Zehs gelegen.

Verstopfung, Wechseljahrebeschwerden

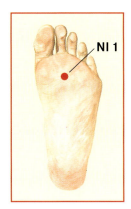

✵ NI 1 – Sprudelnder Quell
Diesen Punkt finden Sie auf der Fußsohle, in der Senke zwischen dem Ballen des großen und des kleinen Zehs. Seine Stimulierung dient der allgemeinen Harmonisierung.

✵ NI 3 – Großer Bach
Dieser Punkt befindet sich an der Fußinnenseite, zwischen dem höchsten Punkt des Knöchels und der Achillessehne. Seine Stimulierung wirkt ebenfalls allgemein harmonisierend.

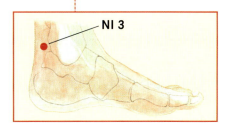

✵ BL 23 – Transportpunkt zu den Nieren
Am Rücken zwischen dem zweiten und dritten Lendenwirbel liegt dieser Punkt. Seine Stimulierung trägt vor allem zur allgemeinen Harmonisierung bei.

✵ LG 4 – Pforte des Lebens
Gegenüber vom Bauchnabel an der Wirbelsäule, zwischen dem zweiten und dritten Lendenwirbel, finden Sie diesen Punkt. Seine Stimulierung dient der allgemeinen Harmonisierung.

✵ GB 34 – Quelle am Yang-Hügel
Seitlich unterhalb des Knies, in der Vertiefung des Wadenbeinköpfchens, finden Sie diesen Punkt. Seine Stimulierung wirkt gegen erhöhte Reizbarkeit.

✻ GB 41 – Über den Tränen

Dieser Punkt liegt zwischen den oberen Enden der beiden Mittelfußknochen des kleinen und des vierten Zehs. Seine Stimulierung hilft, wenn Sie gereizt sind (siehe Seite 127).

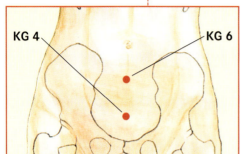

✻ KG 4 – Tor der Ursprungsenergie

Dieser Punkt liegt auf der Verbindungslinie zwischen Schambein und Nabel (bei etwa zwei Fünftel der Entfernung zwischen Schambein und Nabel). Seine Stimulierung wirkt allgemein harmonisierend.

✻ KG 6 – Meer des Qi

Vier Fingerbreit oberhalb des Schambeins, knapp unterhalb des Nabels, befindet sich dieser Punkt. Seine Stimulierung trägt zur allgemeinen Harmonisierung bei.

✻ Bauch- und Beckenbodengymnastik

Infolge der hormonellen Umstellung während des Klimakteriums kommt es manchmal zu schmerzhaften Beschwerden im Unterleib. Dem kann man durch eine aktive Gymnastik entgegenwirken und so die Akupressur wirksam unterstützen.

Eine gesunde Sexualität spielt auch in den Wechseljahren eine wichtige harmonisierende Rolle im Leben der Frau.

CHINESISCHE HEILREZEPTE

✻ Im alten China empfahl man Frauen mit Wechseljahreproblemen, 15 g Sesamkerne zu rösten, im Mörser zu zerkleinern und mit 100 g Reis in ¼ l Wasser zu einem Brei zu kochen. Davon aßen sie täglich 1 Portion zum Frühstück.

✻ Kochen Sie 10 g Süßholz, 15 rote Datteln (beides in Asienläden erhältlich) und 30 g Weizen in Wasser auf, und essen Sie davon regelmäßig über den Tag verteilt einige Löffel. Allerdings stellt sich der Erfolg erst nach einem Monat ein.

Zahnschmerzen

Zahnschmerzen im Oberkiefer rühren der chinesischen Medizin zufolge von einer Störung des Dickdarm-Meridians her, Beschwerden im Unterkiefer gehen auf einen gestörten Magen-Meridian zurück. Was die allgemeinen Ursachen von Zahnschmerzen betrifft, deckt sich die Auffassung der Traditionellen Chinesischen Medizin weitestgehend mit der unserer Zahnärzte: ungenügende Zahnhygiene, bedingt durch zu wenig Gründlichkeit beim Putzen, und zu viele zuckerhaltige Nahrungsmittel. Darüber hinaus kann auch eine Nierenschwäche die Zähne anfällig für Bakterien machen und damit die Entstehung von Zahnentzündungen, Löchern und Karies sowie Parodontose begünstigen.

Beachten Sie

Zahnschmerzen, gleich welcher Ursache, bedürfen stets der zahnärztlichen Behandlung. Denn nur ein Fachmann kann den Grund Ihrer Beschwerden exakt diagnostizieren und die entsprechende Behandlung einleiten.

Die Behandlung

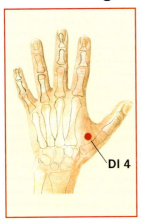

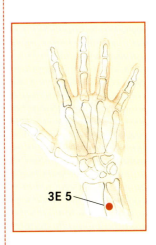

✳ **DI 4 – Verbindung mit dem Tal**
Wenn man den Daumen an den ausgestreckten Zeigefinger presst, so entsteht eine Muskelwölbung; an ihrem höchsten Punkt liegt DI 4.

✳ **3E 5 – Äußerer Pass**
Oberhalb des Handrückens, zwei Daumenbreit von der Handgelenksfalte in Richtung Ellbogen, liegt dieser Punkt.

✳ **NI 3 – Großer Bach**
Dieser Punkt liegt an der Fußinnenseite, zwischen dem höchsten Punkt des Knöchels und der Achillessehne. Die Stimulierung dieses Akupressurpunktes stärkt die Nierenfunktion und senkt dadurch das Entzündungsrisiko der Zähne.

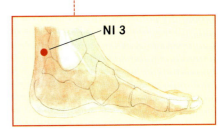

Rundum gesund mit Akupressur

✳ **MA 44 – Innenhof**

An der »Schwimmhaut« zwischen dem zweiten und dritten Zeh finden Sie diesen Punkt.

✳ **LE 2 – Reise dazwischen**

Dieser Punkt befindet sich an der »Schwimmhaut« zwischen dem großen und dem zweiten Zeh.

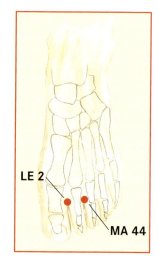

✳ **Ohrläppchen drücken**

An den beiden Ohren befindet sich jeweils ein Zahnschmerzpunkt, den Sie durch sanften Druck auf die Ohrläppchen anregen können. Diese Behandlung ist ideal für unterwegs, denn dabei müssen Sie nicht verschiedene Punkte am Körper akupressieren und erzielen trotzdem eine rasche Linderung Ihrer Beschwerden. Diese Behandlungsmethode ist allerdings lediglich zur Schmerzlinderung geeignet. Wenn die Beschwerden anhalten, muss die Ursache festgestellt und beseitigt werden. Dabei kann der Zahnarzt am besten helfen.

Zahnschmerzpunkt

CHINESISCHE HEILREZEPTE

✳ Spülen Sie Ihren Mund täglich morgens vor oder nach dem Zähneputzen mit etwas lauwarmem Salzwasser aus.

✳ Zur Vorbeugung von Zahnbeschwerden rät die chinesische Medizin zudem dazu, öfter 1–2 EL rohe schwarze Sesamkerne (im Asienladen erhältlich) langsam zu zerkauen und dann hinunterzuschlucken.

✳ Kindern sollte man öfter eine harte, alte Brotrinde zu kauen geben, denn das kräftigt und massiert das Zahnfleisch und stärkt die Stabilität der zarten Zahnwurzeln.

Die zwölf Meisterpunkte

Im Jahr 960, zu Zeiten der Song-Dynastie, kam der große Arzt Ma Tan Yan auf die Idee, Meridianpunkte zu suchen, die möglichst viele Wirkungen und entsprechend mehr Anwendungsgebiete haben. Der Meister wurde fündig und empfahl in seinen Schriften zwölf Punkte, in denen er die Indikationen und die Wirkungskraft aller Meridianpunkte gebündelt sah.

Diese Meisterpunkte haben sich über die Jahrhunderte bis heute für die schnelle Akupressur zwischendurch und für die Soforthilfe bei kleineren akuten Beschwerden bewährt. Der Vorteil dabei ist, dass Sie nicht immer mehrere Punkte akupressieren müssen, sondern dass Sie sich auf einen, der es »in sich hat«, beschränken können. Selbstverständlich kann diese Schnellakupressur nicht die vollständige Behandlung ersetzen und sollte deshalb auch nicht immer, sondern nur im Ausnahmefall angewendet werden.

Wie vielseitig die universellen Zwölf des Ma Tan Yan sind, zeigt die folgende Zusammenstellung; die meisten dieser Meridianpunkte sind auch bei den Behandlungen im Beschwerdeteil (siehe Seite 62ff.) genannt. Akupressieren Sie jeweils eine Minute mit sanftem bis mittelstarkem Druck. Bei besonders starken Beschwerden können Sie auch bis zu fünf Minuten Druck geben. Bedenken Sie aber auch in diesen Fällen, dass bestimmte Krankheitsbilder und Symptome mit Hilfe der Akupressur zwar gemildert werden können, jedoch unbedingt in fachärztliche Behandlung gehören, wenn sie länger anhalten sollten.

Jeder der zwölf Meisterpunkte vereint in sich die Indikationen und die Wirkungskraft mehrerer anderer Behandlungspunkte, die nur bei speziellen Beschwerdebildern ansprechen. Die Stimulierung dieser Punkte ermöglicht somit eine nahezu universelle Behandlung zur schnellen Linderung akuter Beeinträchtigungen der Gesundheit und des körperlichen Wohlbefindens.

✳ MA 36

Dieser Punkt liegt außen am Schienbein, vier Querfinger unterhalb der Kniescheibe.

Hilft bei: Verdauungsbeschwerden, Magenkrämpfen, Erbrechen, Blähungen und Verstopfung

Rundum gesund mit Akupressur

Ein geradezu universeller Behandlungspunkt bei schmerzhaften Beschwerden im Kopfbereich sowie bei Fieber ist DI 4 (Verbindung mit dem Tal). Er befindet sich auf dem Dickdarm-Meridian, der die Yang-Kräfte im Organismus stärkt. Dieser Punkt ist besonders leicht zu akupressieren.

✳ **MA 44**

Dieser Punkt liegt an der »Schwimmhaut« zwischen dem zweiten und dritten Zeh.

Hilft bei: Magenschmerzen, Mandelentzündung, Kopfschmerzen und Zahnschmerzen

✳ **DI 4**

Wenn man den Daumen an den ausgestreckten Zeigefinger presst, entsteht eine Muskelwölbung; an ihrem höchsten Punkt liegt DI 4.

Hilft bei: Kopfschmerzen, Zahnschmerzen, Mandel- und Rachenentzündung, Schnupfen und anderen Erkältungskrankheiten, Augenschmerzen, Fieber und übermäßigem Schwitzen

✳ **DI 11**

Wenn man den Ellbogen anwinkelt, entsteht eine Falte. Am äußeren Ende dieser Falte, an der Außenseite des Arms, liegt der Meisterpunkt DI 11.

Hilft bei: Schulter- und Armschmerzen, Tennisellbogen, Fieber, Bluthochdruck und Ekzemen

✳ **BL 40**

Dieser Punkt liegt an der Beinhinterseite, genau in der Mitte der Kniekehle.

Hilft bei: Ischias, Rückenschmerzen, Sonnenbrand und -stich sowie Beschwerden am Knie

✳ **BL 57**

Diesen Punkt finden Sie hinten am Bein in der Verlängerung der Achillessehne, im Spalt zwischen den Wadenmuskeln, etwa neun Daumenbreit oberhalb des Knöchels.

Hilft bei: Ischias, Wadenkrämpfen und Schmerzen im Bereich der Fußsohle

✳ **BL 60**

An der Außenseite des Fußes, zwischen Knöchel und Achillessehne an der oberen Kante des Fersenbeins, liegt dieser Punkt.

Hilft bei: Kreuzschmerzen, Ischias sowie Schmerzen am Rist

✳ LU 7
In der Furche zwischen Elle und Speiche, eineinhalb Daumenbreit vom Handgelenksspalt entfernt, finden Sie diesen Punkt auf dem Lungen-Meridian.
Hilft bei: Nackenverspannungen, Kopfschmerzen, Husten, Asthma und Trigeminusneuralgie

✳ GB 30
Dieser Meisterpunkt ist der höchste des Oberschenkelknochens; er liegt direkt hinter dem Gelenkkopf (Hüftkopf) innen am Gesäßmuskel.
Hilft bei: Ischias und Hüftbeschwerden sowie bei Beschwerden der Gallenblase und Kopfschmerzen

✳ GB 34
Seitlich unterhalb des Knies, in der Vertiefung des Wadenbeinköpfchens, finden Sie diesen Punkt mit dem Namen »Quelle am Yang-Hügel«.
Hilft bei: Rücken- und Beinschmerzen, Erkrankungen der Gallengänge sowie bei Wechseljahrebeschwerden, insbesondere erhöhter Reizbarkeit

✳ HE 5
Dieser Punkt liegt an der Außenseite des Unterarms, einen Daumenbreit über der Handgelenksfurche innen.
Hilft bei: Kopfschmerzen, Heiserkeit, Sprachstörungen, Herzklopfen, Schlafstörungen sowie bei Arm- und Handgelenksschmerzen

✳ LE 3
Diesen Punkt finden Sie zwischen den Enden (zu den Zehenspitzen hin) der beiden Mittelfußknochen des großen und des zweiten Zehs.
Hilft bei: Kopfschmerzen, Schwindelanfällen, Fieberkrämpfen bei Kindern, Augenerkrankungen, Zwischenblutungen und Brustdrüsenentzündung sowie bei Störungen im sexuellen Bereich

---

Es ist ratsam, sich die Lage und die Indikationen der zwölf Meisterpunkte gut einzuprägen. Dann hat man zu jeder Zeit und in jeder Situation ein wirksames Mittel in der Hand, akute gesundheitliche Störungen erfolgreich in den Griff zu bekommen.

Shiatsu – die Kunst des Berührens

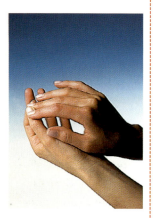

Durch sanften Druck auf die Tsubos wird die Lebensenergie aktiviert.

Ebenso wie die Akupressur hat auch die Heilmassage aus dem Land der aufgehenden Sonne zum Ziel, die Lebensenergie zu aktivieren, indem bestimmte Punkte – die Tsubos – gedrückt und gehalten werden. Shiatsu hält Körper, Geist und Seele im harmonischen Gleichgewicht, regt unsere Selbstheilungskräfte an und sorgt für tiefe Entspannung. Es trägt vorbeugend zur Erhaltung von Gesundheit und Wohlbefinden bei und lässt sich gleichzeitig zur Behandlung akuter Beschwerden einsetzen. Dieses Kapitel möchte Ihnen die Prinzipien des Shiatsu nahe bringen und Ihnen das Grundwissen vermitteln, mit dessen Hilfe Sie in den Genuss der zahlreichen wohltuenden Wirkungen dieser altbewährten Heilmassage kommen können.

Wie Finger heilen

Shiatsu hat seine Wurzeln und Traditionen in Japan. Die fernöstliche Heilmassage beruht aber auf ähnlichen Prinzipien und Wirkungen wie die chinesische Akupressur.

Shiatsu beruht auf der Vorstellung, dass die Lebensenergie, das Ki – die japanische Bezeichnung für Qi –, auf eigenen Leitbahnen durch den Körper zirkuliert und über die Stimulierung spezieller Punkte am Körper ausgeglichen – angeregt oder gedämpft – werden kann. Ansatz und Anliegen der japanischen Heilmassage sind also im Prinzip die gleichen wie bei der Akupressur, weshalb man Shiatsu mit Recht als die japanische Schwester der Akupressur bezeichnen darf.

Bevor Sie die einzelnen Techniken des Shiatsu und ihre praktische Durchführung zur Erhaltung Ihres Wohlbefindens im

Zuge eines vollständigen Selbst-Shiatsu (siehe Seite 150ff.) am ganzen Körper kennen lernen, sollten Sie wissen, wie diese Massageform entstanden ist und welche Wirkungen sie in Körper, Geist und Seele entfaltet.

Die Geschichte des Shiatsu

Die Heilkraft einer Berührung ist der Menschheit seit Anbeginn bekannt. Ob Ägypter oder Araber, Inka oder Azteken, Römer oder Griechen, Inder oder Chinesen: In allen Kulturkreisen wusste man um die heilsamen Wirkungen des Handauflegens und Massierens. Im Reich der Mitte jedoch wurde die Behandlung durch Fingerdruck wie nirgendwo sonst verfeinert, denn man entdeckte dort schon sehr früh, dass der Druck auf einen bestimmten Punkt des Körpers weitreichende Wirkungen auf den gesamten Organismus entfalten und nicht nur lokale Schmerzempfindungen lindern, sondern auch innere Organe heilend beeinflussen kann. Aus diesen Erkenntnissen entwickelte sich in China ein System von Heilmethoden, das neben Meditations- und Atemübungen vor allem die Selbstbehandlung durch Massage und Druckpunkttherapie, die Akupressur, umfasste – das Tao Yin.

In vielen frühen Hochkulturen war die heilsame Wirkung des Handauflegens und der Massage seit Jahrtausenden bekannt. Aber erst die traditionelle fernöstliche Medizin schuf daraus ein ganzheitliches Heilverfahren, das im Verlauf der Jahrtausende immer mehr verfeinert wurde.

Anma – die »Urmutter« des Shiatsu

Zwischen dem 7. und 9. Jahrhundert n. Chr. hielt das chinesische Heilwissen auch im Land der aufgehenden Sonne Einzug. Es verband sich mit den alten japanischen Behandlungsformen, und daraus entwickelten sich eigenständige Therapien, u. a. Anma, eine tief im fernöstlichen Weltbild verwurzelte Massageform.

Diese »Urmutter« des heutigen Shiatsu behauptete lange Zeit ihren Platz neben der Akupressur, der Akupunktur und der Behandlung mit heilkräftigen Kräuterzubereitungen und wurde auch an den Universitäten gelehrt. Doch unter dem Einfluss der westlichen Medizin in Japan wurde Anma seiner traditionellen Wurzeln beraubt und verlor seine Bedeutung als Heilmethode. Zu Beginn unseres Jahrhunderts diente die Anma-Massage schließlich nur noch der sinnlichen Vergnügung und wurde überwiegend von Blinden ausgeübt.

Die Entstehung des modernen Shiatsu

Um Anma nicht endgültig in Vergessenheit geraten zu lassen, entwickelten einige Therapeuten in Japan eine neue Massageform. Sie beruhte überwiegend auf den einfachen Techniken der Anma-Methode, ergänzt durch Elemente moderner ganzheitlicher Theorien. Natürlich bedurfte es auch eines anderen Namens.

Da bei dieser Massage Punkte am Körper gedrückt werden, schuf man den Begriff »Shiatsu« (= Fingerdruck), aus »shi« (= Finger) und »atsu« (= Druck). Es dauerte allerdings noch bis

Die Heilwirkung des Shiatsu beruht vor allem auf dem Austausch von Energien zwischen zwei Partnern, der durch Hände und Finger vermittelt wird.

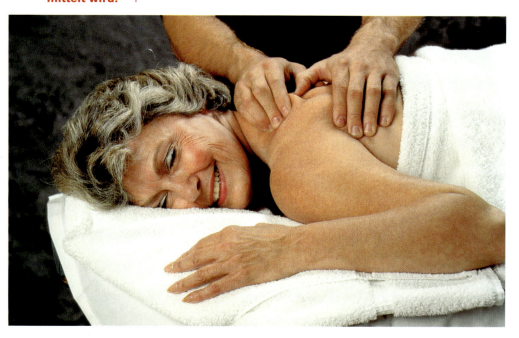

in die sechziger Jahre, bis Shiatsu in Japan endgültig als Therapiemethode anerkannt wurde. Knapp zehn Jahre später kam die japanische Heilmassage nach Europa und in die Vereinigten Staaten und erobert nun im Zuge des auflebenden Interesses an fernöstlichen Heilmethoden schrittweise den westlichen Kulturkreis.

Die Bedeutung des Shiatsu

Dass sich Shiatsu im Westen zunehmender Beliebtheit erfreut und ständig neue Anhänger findet, hat gute Gründe. Denn diese Heilmethode ist weit mehr als nur die »Übertragung von Druck auf die menschliche Haut mit Hilfe von Daumen, Fingern und Handfläche« – so die offizielle Definition des japanischen Gesundheitsministeriums. Seinem eigentlichen Sinn nach ist Shiatsu vielmehr Kommunikation und direkter Austausch von Energie zwischen zwei Menschen mit den Händen als Vermittler.

✵ Der Art und Weise, wie diese Berührung stattfindet, kommt dabei weniger Bedeutung zu; wichtig ist vielmehr das Geben und Nehmen von Energie.

✵ Erst wenn sich zum theoretischen Wissen und zur genauen Kenntnis der Behandlungstechniken Sensibilität und Offenheit sich selbst und dem Massagepartner gegenüber gesellen, kann die Behandlung ihre wohltuenden Wirkungen voll entfalten und zu einem wahren Jungbrunnen für Körper, Geist und Seele werden.

✵ Eine mit wachem Gefühl durchgeführte Shiatsu-Behandlung gleicht Störungen im Energiefluss aus, indem sie einen Mangel an Ki beseitigt oder Energiestaus auflöst. Damit fördert sie die tiefe Entspannung und trägt so überaus wirkungsvoll dazu bei, die Lebenskräfte zu stärken und Störungen der Gesundheit schon im Vorfeld zu verhindern bzw. bereits bestehende zu lindern und zu heilen.

Shiatsu gründet – ähnlich wie die Akupressur – auf der Vorstellung, dass die Lebensenergie auf bestimmten Wegen durch den Organismus fließt und über die Stimulierung bestimmter Punkte angeregt oder gedämpft, also reguliert werden kann.

DIE VORZÜGE DES SHIATSU

✳ Harmonisierung des Energieflusses im Körper
✳ Förderung der Vitalität und des körperlichen Wohlbefindens
✳ Steigerung der Konzentrationsfähigkeit und der geistigen Leistungskraft
✳ Allgemeine Gesundheitsvorsorge
✳ Bewusstmachung körperlicher, geistiger und seelischer Störungen
✳ Beseitigung von Blockaden und Gefühlsstau auf allen Ebenen
✳ Anregung der Selbstheilungskräfte des Körpers
✳ Schulung der Selbstwahrnehmung
✳ Sensibilisierung für die bewusste Wahrnehmung des eigenen Innenlebens
✳ Sensibilisierung für Probleme im zwischenmenschlichen Bereich

Was Akupressur und Shiatsu voneinander unterscheidet

Während es bei der Akupressur darauf ankommt, ganz bestimmte Behandlungspunkte zu finden und zu stimulieren, setzt Shiatsu vor allem auf die Behandlung der Energieleitbahnen – der Meridiane – in ihrer Gesamtheit.

Sie werden sich vielleicht fragen, worin sich die beiden Schwestern Akupressur und Shiatsu voneinander unterscheiden, wenn doch beiden das gleiche philosophische Denken zugrunde liegt (siehe Seite 134) und beide das gleiche Ziel anstreben, nämlich die Harmonisierung und Aktivierung des Energieflusses zur Erhaltung und Förderung der Gesundheit.

✳ Bei der Akupressur geht es darum, den Energiefluss über ganz bestimmte, festgelegte Punkte auszugleichen, um somit spezifische körperliche, geistige und seelische Reaktionen hervorzurufen.

✳ Shiatsu dagegen zielt weniger auf die einzelnen Druckpunkte ab, als vielmehr auf die Meridiane selbst und ihre Beziehungen untereinander.

Energiemangel in einem bestimmten Meridian ist Shiatsu zufolge automatisch mit einem Energieüberschuss in einem

Die Wege der Energie

anderen gekoppelt. Derartige Disharmonien gelten bereits als erste Krankheitsanzeichen, die ausgeglichen werden sollten. Shiatsu geht es also weniger um die gezielte Behandlung bestimmter Beschwerden, sondern mehr um die Erhaltung von Gesundheit und Wohlbefinden im Allgemeinen – was jedoch keineswegs heißen soll, dass die japanische Heilmassage nicht auch bereits bestehende gesundheitliche Störungen positiv beeinflussen kann.

Tsubos – die Schrittmacher der Energie

An bestimmten Stellen auf den Meridianen (siehe Seite 37ff.) hat man einen besonders guten Zugang zum Energiehaushalt. Im Shiatsu heißen diese Bereiche Tsubo, was übersetzt so viel wie »Gefäß« oder »Vase« bedeutet. Diese Bezeichnung gibt auch die Funktion eines Tsubo sehr schön wieder: Er dient dazu, mit Energie aufgefüllt zu werden, indem er sich bei Druck öffnet und diese in sich aufnimmt.

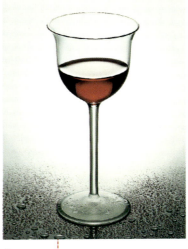

Gleich einem Gefäß öffnen sich die Tsubos, um mit Energie aufgefüllt zu werden, die über die Meridiane weitergeleitet wird.

✳ Die 365 Tsubos, die man im Shiatsu kennt, stellen gewissermaßen Engpässe im Meridiansystem dar, denn sie liegen überwiegend an Stellen auf den Meridianen, an denen der Energiefluss leicht ins Stocken geraten kann.

✳ Ob ein Tsubo bereit für die Behandlung ist und Energie aufnehmen kann, erkennt man an seiner Reaktion auf Druck: Bei einem leichten Schmerz, vergleichbar dem Gefühl, wenn sich Spannungen nach langer Zeit endlich lösen, ist der betreffende Punkt offen für die Berührung.

✳ Anders als bei der Akupressur sind die Tsubos weniger als abgegrenzte Punkte, sondern mehr als flächige Zonen mit Schrittmacherfunktion zu verstehen, an denen die Energie aktiviert werden kann.

Die Kunst der japanischen Heilmassage besteht darin, die Punkte des Energieungleichgewichtes zu finden und gezielt so anzuregen oder zu beruhigen, dass eine Harmonisierung des Energieflusses erreicht wird, die sich auf den ganzen Körper wohltuend auswirkt.

Jitsu und Kyo – Überfluss und Mangel

Im Shiatsu unterscheidet man sehr genau zwischen Qualität und Intensität der Energie. Energetische Ungleichgewichte werden unterteilt in Jitsu und Kyo – Jitsu steht für einen Überfluss an Energie; von Kyo spricht man, wenn in einem Bereich zu wenig Energie fließt. Beide Energiezustände sind untrennbar miteinander verbunden: Ein Energiemangel in einem bestimmten Meridian zieht stets einen Energieüberschuss in einem anderen nach sich.

Harmonie ist das Ziel

Bei einer Shiatsu-Behandlung wird versucht, solche Ungleichgewichte im Energiehaushalt zu finden und anschließend über bestimmte Techniken wieder zu harmonisieren.

* Jitsu-Bereiche sind leicht zu entdecken, denn sie sind aktiv und wölben sich auf der Körperoberfläche etwas aus. Schmerzen im Jitsu-Bereich sind leicht und oberflächlich.
* Kyo-Punkte befinden sich meist in tiefer gelegenen Regionen des Gewebes. Schmerzen an Kyo-Punkten können sehr unangenehm und fast unerträglich sein, wenn man zu stark mit den Fingern in sie eindringt.

Anregen und beruhigen

Der beste Weg, einen Ausgleich zwischen Kyo und Jitsu herbeizuführen, besteht darin, den Meridian, der am meisten Kyo ist, zu stärken und jenen, der am meisten Jitsu ist, zu beruhigen. Angeregt von dieser Harmonisierung des extremsten Energieungleichgewichtes im Körper, ziehen alle anderen Meridiane nach und streben ebenfalls einen Ausgleich an. Um Jitsu-Bereiche zu dämpfen und zu beruhigen, bedient man sich im Shiatsu der Technik des Sedierens (siehe Seite 146); um Kyo zu stärken, wählt man dagegen die Tonisierungstechnik zur Anregung (siehe Seite 145f.).

Richtig Shiatsu geben

Die folgenden Anleitungen und Hinweise sind stets nur als Anregungen zu verstehen. Denn unter Umständen liegen Ihnen die beschriebenen Drucktechniken nicht so sehr, und Sie kommen mit Ihren eigenen Variationen wesentlich besser zurecht – und dann sollten Sie diese auch anwenden.

Beim Shiatsu gibt es keine allgemein gültigen Regeln. Hier geht es vielmehr um das subjektive Empfinden und um Ihre Wahrnehmung für das, was Ihnen gut tut und was nicht. Dies sollten Sie im Auge behalten, um sich nicht im Bemühen um die exakte Durchführung der ein oder anderen Drucktechnik und Stellung zu verlieren und um sich ganz auf das Wichtigste beim Shiatsu konzentrieren zu können: auf das Fließen Ihrer Lebensenergie.

Nicht die starre Einhaltung der Regeln ist beim Shiatsu das Wichtigste, sondern die Besinnung auf den eigenen Körper und das Erleben innerer und äußerer Harmonie.

Hara – gebündelte Lebenskraft

Die Japaner bezeichnen den Ort der körperlichen und geistigen Mitte als Hara. Anatomisch gesehen umfasst dieses Energiezentrum den gesamten Unterleib – oben durch die Brustrippen, unten durch das Schambein und seitlich durch die Hüft-

Bei der traditionellen japanischen Kampfkunst geht es darum, aus dem Hara – der inneren Mitte – zu handeln. Gelingt dies, werden die Abläufe fließend und vermitteln dem Betrachter die ganze Schönheit des menschlichen Körpers und seiner Bewegungen.

Shiatsu – die Kunst des Berührens

Wichtig ist es, sich stets auf die innere Mitte – auf das Hara – zu konzentrieren, wenn Sie Shiatsu geben. Dann wird Ihre Aufmerksamkeit ganz auf den Energiefluss gerichtet sein, und Sie werden zu der inneren Harmonie finden, die Ihr körperliches und seelisches Wohlbefinden entscheidend erhöht.

knochen begrenzt. Ungefähr fünf Zentimeter unterhalb des Nabels liegt der Mittelpunkt des Hara, das Tan Den, auch »Ozean der Energie« genannt.

✳ Hara gilt im Shiatsu als das Zentrum der Lebensenergie und als Sitz des Unterbewussten. Am Hara lässt sich deshalb die Gesamtverfassung eines Menschen ablesen: Ist jemand krank und unausgeglichen, wird der Zustand des Hara ebenfalls beeinträchtigt sein.

Versuchen Sie, Shiatsu stets aus dem Hara, aus der eigenen Mitte heraus, zu geben – gleich, ob Sie sich selbst behandeln oder einen Partner. Wenn Sie auf diese Weise zentriert sind, öffnet sich Ihre Wahrnehmung für den Energiefluss und die Gefühlsregungen während der Behandlung. Sobald Sie beim Shiatsu-Geben außer Atem kommen, Ihre Gedanken zu wandern beginnen und sich wieder dem Alltag zuwenden wollen, halten Sie kurz inne und richten Ihre Aufmerksamkeit wieder auf Ihre Mitte. Erst dann behandeln Sie weiter.

HANDELN AUS DEM HARA

Die Sammlung im Hara gehört zu den traditionellen Grundlagen der japanischen Kultur. So geht es beispielsweise beim Erlernen der berühmten japanischen Kampfkünste stets darum, sich in der eigenen Mitte zu sammeln, um aus ihr heraus zu handeln. Dann erst können die Bewegungen richtig fließen, und die wahre Schönheit eines Menschen kommt zum Vorschein.

Die Shiatsu-Behandlung im Einzelnen

Obgleich es beim Shiatsu in erster Linie um aktives Tun mit dem Körper geht, macht doch erst die innere Einstellung des Ausführenden eine Behandlung mit dieser Heilmethode so richtig »rund«. Das Allerwichtigste beim Shiatsu ist, dass Sie

Die praktischen Grundlagen

bereit sind, sich der Energie zu öffnen, um während der Behandlung die Botschaften Ihres Körpers, Ihres Geistes und Ihrer Seele an Sie wahrzunehmen. Dazu sind Ruhe und eine entspannte Stimmung notwendig sowie Selbstvertrauen und – falls Sie eine Partnerbehandlung durchführen – Vertrauen in Ihr Gegenüber. Bestimmte äußere Umstände und Vorbereitungen unterstützen die innere Einstellung zum Shiatsu.

Was Sie vor Beginn beachten sollten

* Wählen Sie einen Raum für die Behandlung, in dem Sie sich entspannen können und in dem Sie ungestört sind. Das Licht sollte nicht zu grell sein – am besten ist indirektes und gedämpftes Licht.
* Der Raum sollte sehr angenehm warm sein, denn bei einer Shiatsu-Behandlung verharrt man eine knappe Stunde mehr oder minder regungslos – da kann es kalt werden.
* Musik, Aromalampen und was Ihnen sonst zur Entspannung dient, können Sie natürlich verwenden; doch achten Sie darauf, dass Sie nicht durch zu viel Beiwerk vom Shiatsu abgelenkt werden.
* Üblicherweise wird Shiatsu am Boden durchgeführt. Als Unterlage eignen sich einige aufeinander gelegte Wolldecken, eine Steppdecke oder ein nicht zu weicher Futon – damit sind Sie dann ganz »japanisch«. Die Unterlage sollte stets eine Größe von zwei mal zwei Meter haben. Gut ist es, wenn Sie sich eine Wolldecke zusätzlich bereitlegen, für den Fall, dass Ihnen doch kalt wird.
* Tragen Sie bei der Behandlung warme, angenehme Kleidung aus natürlichen Materialien.
* Um Behinderungen im Blut- und Lymphkreislauf sowie natürlich im Energiefluss zu vermeiden, sollten Sie Hemden- und Blusenkragen, Hosen- und Rockbünde, Gürtel und alle anderen beengenden Kleidungsstücke lockern.

Sorgen Sie dafür, dass Sie während der Shiatsu-Behandlung entspannt und ungestört sein können. Geben Sie sich ganz Ihrem Körper und Ihren Gefühlen hin. Vor allem: Nehmen Sie sich Zeit, denn Hast und Unruhe verhindern einen Erfolg zwangsläufig.

Shiatsu – die Kunst des Berührens

Bevor Sie mit der Shiatsu-Massage beginnen, sollten Sie darauf achten, dass Ihre Hände angenehm warm und Ihre Muskeln locker und entspannt sind. Dazu ist eine kurze Streichmassage geeignet, die von den äußeren Körperpartien in Richtung des Herzens durchgeführt wird.

✳ Nehmen Sie Schmuckstücke und Ihre Uhr ab, denn Metalle können den Energiefluss leicht ablenken und auf sich ziehen.

✳ Achten Sie darauf, dass Ihre Fingernägel rund und möglichst kurz gefeilt sind, damit Sie sich oder Ihrem Partner nicht aus Versehen wehtun.

✳ Wenn Sie zu den Menschen mit ständig kalten Händen gehören, sollten Sie diese vor der Behandlung erwärmen, indem Sie sie fest aneinander reiben oder unter warmes Wasser halten – insbesondere dann, wenn Sie einem anderen Menschen Shiatsu geben.

✳ Vor dem Shiatsu sollten Sie auch Muskeln und Bänder durch eine sanfte Streichmassage aufwärmen und lockern: Legen Sie die Hände mit leichtem Druck auf die Haut, und massieren Sie immer herzwärts, an den Beinen beginnend nach oben sowie an den Armen in Richtung Schulter.

✳ Zu welcher Tageszeit Sie Shiatsu ausüben, liegt ganz bei Ihnen. Jeder hat seine Phasen, in denen er entspannter ist als sonst am Tag. Sobald Sie etwas Erfahrung mit dieser Heilmethode gesammelt haben, werden Sie selbst Ihre beste Behandlungszeit herausfinden.

✳ Kurz vor der Behandlung sollten Sie nicht essen, denn ein voller Magen ist beim Shiatsu weniger zu empfehlen und schränkt zudem die Bewegungsfähigkeit ein. Auch der Partner sollte am besten einen leeren Magen haben, denn sonst kann ein noch so wohlmeinender Druck auf den Bauch alles andere als angenehm sein.

✳ Sowohl beim Selbst- wie auch beim Partner-Shiatsu muss der Körper abgestützt werden, damit nicht das gesamte Gewicht auf dem behandelten Bereich ruht. Dazu legt man eine Hand auf einen zentralen Punkt, der als Stützpunkt dient, um den herum man dann mühelos massieren kann.

✳ Ebenfalls wichtig bei Shiatsu ist das tiefe, entspannte Atmen. Sie sollten immer darauf achten, dass Sie beim Druckgeben sanft ausatmen und sobald der Druck gelöst wird, wieder einatmen. Je entspannter Sie sind, desto länger wird die Phase des Nichtatmens zwischen dem Ein- und dem Ausatmen.

Dauer

Eine Shiatsu-Behandlung am ganzen Körper, wie sie auf Seite 150ff. vorgestellt wird, nimmt in der Regel nicht mehr als eine Stunde in Anspruch. Sehr viel länger sollten Sie nicht behandeln; denn Sie müssen immer bedenken, dass Sie beim Shiatsu mit Energie arbeiten – sowohl mit Ihrer eigenen als auch mit der Ihres Partners. Eine zu lange Behandlung kann ermüden oder aufgedreht und nervös machen, wenn die Energie überaktiviert wurde.

Wie oft Sie Shiatsu durchführen, liegt an Ihnen. Erfahrene Shiatsu-Therapeuten empfehlen in der Regel eine Behandlung pro Woche. Sie können sich aber natürlich auch zwei- oder dreimal wöchentlich mit der japanischen Heilmassage verwöhnen.

Bevor wir auf die praktische Ausführung der einzelnen Shiatsu-Techniken eingehen, sollten Sie wissen, wie Sie Energieungleichgewichte durch Aktivieren und Dämpfen wieder harmonisieren können.

Tonisieren

Tonisiert (angeregt) wird bei Energiemangel. Um Kyo-Bereiche zu tonisieren, gehen Sie wie folgt vor.

✳ Drücken Sie die Daumen- oder Fingerspitze senkrecht auf den Tsubo (siehe Seite 139), und halten Sie den Druck so lange aufrecht, bis eine Reaktion spürbar wird. Laut erfahrenen Shiatsu-Praktikern spürt man förmlich, wie sich der Tsubo wieder mit Energie auffüllt. Manchmal stellt sich diese Öffnung des Tsubo schon nach zehn Sekunden ein; bei weniger »energiebedürftigen« Punkten kann es jedoch auch drei bis vier Minuten dauern.

Um die heilende und wohltuende Wirkung des Shiatsu voll zur Geltung zu bringen, sollten Sie die Heilmassage einmal in der Woche durchführen – nicht seltener. Selbstverständlich schadet es aber auch nicht, wenn Sie sich öfter diesen Genuss gönnen.

Shiatsu – die Kunst des Berührens

❋ Sobald Sie die beschriebene Reaktion spüren, verringern Sie den Druck wieder etwas, so dass sich der Tsubo nun mit Energie füllen kann.

Sedieren

Sediert (beruhigt) wird bei Energieüberschuss. Um Jitsu-Bereiche zu beruhigen, bedient man sich deshalb der Technik des Sedierens.

❋ Drücken Sie mit der Daumen- oder Fingerspitze sanft in den Tsubo hinein, und führen Sie eine Drehbewegung aus, bei der Sie sich vorstellen, wie Sie die Energie verteilen.

❋ Anschließend verringern Sie den Druck langsam und bewegen Ihre Daumen- oder Fingerspitze in spiralförmigen Bewegungen wieder aus dem Tsubo heraus.

Daumen und Finger richtig gebrauchen

Auf den folgenden Seiten erfahren Sie, auf welch unterschiedliche Art und Weise Sie Ihr »Werkzeug« beim Shiatsu – Ihre Hände und Finger – einsetzen können. Zwar gibt es noch weitere Techniken, bei denen Ellbogen, Knie und Füße zu Hilfe genommen werden; sie erfordern jedoch schon einige Erfahrung im Shiatsu, und auf sie näher einzugehen würde den Rahmen dieses Buches sprengen.

Der richtige Gebrauch der Daumen und übrigen Finger galt den Shiatsu-Meistern als überaus wichtig für den Erfolg einer Shiatsu-Behandlung. Versuchen Sie grundsätzlich bei allen Drucktechniken, die Energie aus Ihrer Mitte, aus dem Hara (siehe Seite 141f.), strömen zu lassen.

Am wichtigsten ist jedoch, dass Sie erspüren, wie die Energie in Ihnen fließt. Denn erst wenn Ihnen oder Ihrem Partner die Berührung und der Druck, den Sie ausüben, zu jeder Zeit angenehm und wohltuend sind, vermag Shiatsu seine vielen Wirkungen zu entfalten.

So wichtig die richtige Anwendung der Massagetechniken auch ist – mindestens ebenso wichtig ist die innere Vorbereitung. Denken Sie daran, dass die Energie aus der Mitte strömt und dass Sie Ihre Aufmerksamkeit auf das Erspüren der fließenden Energie richten müssen.

Shiatsu-Techniken

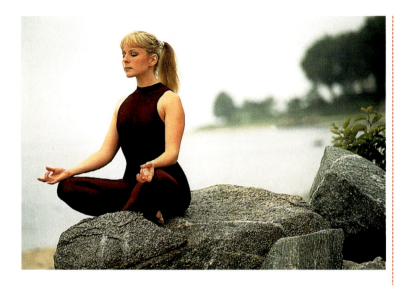

Auch die fernöstlichen Yoga-Techniken sind darauf ausgerichtet, über Bewegungs- und Atemübungen den Energiefluss zu harmonisieren.

Um einen Eindruck davon zu bekommen, wie es sich anfühlen kann, wenn die Energie durch Ihren Körper fließt, hilft Ihnen die nebenstehende Übung.

ENERGIE SPÜREN LERNEN

✴ Atmen Sie zunächst mehrmals langsam ein und aus, und heben Sie dann Ihre Hände, so dass die Handflächen einander zugewandt sind.

✴ Führen Sie die Hände langsam zusammen und wieder auseinander, ohne dass sich die Handflächen dabei berühren.

✴ Schließen Sie die Augen, um sich besser auf den Energiefluss zwischen Ihren Händen konzentrieren zu können. Wenn Sie die Hände einige Zeit hin- und herbewegt haben, werden Sie so etwas wie eine Art magnetischen Strom zwischen Ihren Händen spüren – das, was die Japaner Ki und die Chinesen Qi nennen, nämlich unsere Lebensenergie.

Drücken
Diese Technik, bei der mit den Handflächen gedrückt wird, ist aufgrund ihrer sanften Tiefenwirkung eine der am häufigsten verwendeten im Shiatsu.

Shiatsu – die Kunst des Berührens

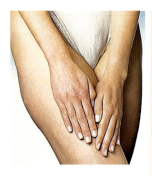

* Legen Sie beide Hände mit den Handflächen nach unten nebeneinander auf die zu behandelnde Stelle.
* Üben Sie dann mit beiden Handflächen über Ihr Körpergewicht sanften Druck auf den Tsubo aus.
* Nach etwa zwei Minuten verlagern Sie das Körpergewicht auf eine Hand und streichen mit der anderen den Körper entlang. Dabei wirkt die ruhende Hand tonisierend und die bewegte sedierend.

Kreisen

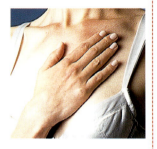

Bei dieser Technik üben Sie mit Ihren beiden Handflächen wieder nur leichten Druck aus und beschreiben auf dem zu behandelnden Bereich kleine Kreise im Uhrzeigersinn. Die Kreistechnik empfiehlt sich, wenn Sie z. B. Muskelverspannungen im Bereich der Schulterblätter auflösen oder angenehme Wärme erzeugen möchten.

Greifen (Umfassen)

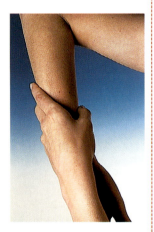

Die Greiftechnik eignet sich besonders gut zur Shiatsu-Behandlung an den Armen und Beinen. Ihre Wirkung entfaltet sie durch den Druck auf die Tsubos, die auf den Meridianen der betreffenden Extremität liegen. Dazu umfassen Sie einen Arm oder ein Bein und greifen, wie beim Händegeben, unter ständig wiederholtem Druck hinunter bis zum Handgelenk oder aber bis zum Knöchel. Mit der freien anderen Hand stützen Sie den Arm oder das Bein ab.

Die Abbildungen zeigen von oben nach unten: Drücken, Kreisen und Greifen (Umfassen).

Daumentechnik

Mit dem Daumen, dem stärksten unserer Finger, kann man entsprechend kräftigen Druck ausüben und diesen auch länger halten als mit den restlichen Fingern. In der Regel arbeitet man mit der Daumenkuppe, der Daumen selbst sollte dabei gestreckt sein.

Mit Daumen, Fingern und Hand

Dreifingertechnik

Auch die Fingerspitzen sind ein beliebtes »Instrument« im Shiatsu, da sie wegen ihrer vielen Nervenendigungen sehr sensibel sind. Am vielseitigsten anwendbar ist hierbei die Dreifingertechnik.

✳ Legen Sie die End- und Mittelglieder des Zeige-, Mittel- und Ringfingers auf die Haut auf.

✳ Lassen Sie dann die Energie von Ihrem Ellbogen aus in die Finger fließen – damit verhindern Sie, dass Ihr Handgelenk ermüdet und sich verspannt.

Bei der Dreifingertechnik kommen die End- und Mittelglieder von Zeige-, Mittel- und Ringfinger zum Einsatz.

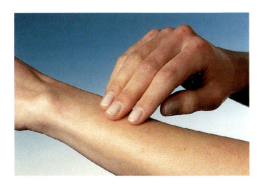
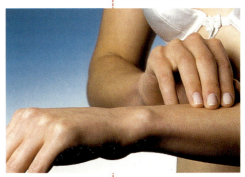

DRUCK IST NICHT GLEICH DRUCK

✳ **Senkrechter Druck**
Der senkrechte Druck darf ruhig kräftig sein; er dient vor allem dazu, den Energiekreislauf anzuregen.

✳ **Druck halten**
Halten Sie den Druck auf eine Stelle vier bis sieben Sekunden.

✳ **Stützender Druck**
Jeder Druck – egal, in welcher Weise ausgeführt – muss abgestützt werden. Im Liegen übernimmt der Boden diese Aufgabe. Ansonsten müssen Sie mit der Hand »gegenhalten«.

✳ **Aufstützen und nicht drücken**
So steht es in den alten Shiatsu-Büchern geschrieben. Um diese Vorgabe zu erfüllen, sollten Sie sich stets nur aufstützen und Ihr Körpergewicht für sich arbeiten lassen, anstatt zu pressen. Denn Shiatsu hat nichts mit Kraft zu tun.

Shiatsu – die Kunst des Berührens

Selbstmassage mit Shiatsu

Auch wenn Shiatsu auf dem Wechselspiel von Energiegeben und -nehmen beruht, kann man es bei sich selbst anwenden. Im Folgenden finden Sie Anleitungen zu einer vollständigen Shiatsu-Selbstmassage am ganzen Körper. Planen Sie für die Behandlung insgesamt etwa eine Stunde Zeit ein.

Lockern Sie Ihre Hände zwischen den einzelnen Übungen immer wieder durch Ausschütteln, denn das Problem beim Selbst-Shiatsu ist meist, dass die Finger beim Drücken schnell verkrampfen.

Für den Augenbereich

Immer schön locker bleiben. Achten Sie bei den nun folgenden Übungen darauf, dass Ihre Finger und Hände nicht verkrampfen. Wenn es erforderlich ist, unterbrechen Sie die Übung kurz und machen ein paar Lockerungsübungen. Es kann auch günstig sein, zwischendurch hin und wieder die Massagetechnik zu wechseln.

Diese Übung können Sie auch einmal gesondert zwischendurch machen, etwa bei einer Pause am Schreibtisch oder nach einer langen Autofahrt. Sie gibt Ihnen schnell wieder neue Frische und Spannkraft.

✳ Reiben Sie zunächst mit den Handflächen über Ihr Gesicht, so als würden Sie sich waschen. Das wirkt entspannend und regt die Meridiane an.

✳ Nun bedecken Sie Ihre geschlossenen Augen mit den Fingern, so dass die Fingerspitzen am oberen Rand der Augenhöhlen liegen, und massieren sanft die Augäpfel mit kleinen kreisenden Bewegungen.

✳ Anschließend drücken Sie am oberen Rand der Augenhöhle mit einer aufwärts gerichteten Bewegung entlang.

✳ Legen Sie dann Ihre Fingerspitzen genau unter die Augen, und geben Sie so Shiatsu, als würden Ihre Hände nach unten gezogen.

✳ Danach legen Sie Ihre Fingerspitzen rechts und links auf die Schläfen – die Daumen liegen dabei seitlich der Backenknochen – und massieren in kreisenden Bewegungen den Schläfenbereich.

✳ Zum Abschluss legen Sie wieder Ihre Finger auf die ge-

Shiatsu für den ganzen Körper

schlossenen Augen und drücken sanft auf die Augäpfel. Halten Sie den Druck für vier bis fünf Sekunden.
✳ Wenn Sie Kontaktlinsen tragen, empfiehlt es sich, diese für das Augen-Shiatsu herauszunehmen.

Für den Nasenbereich

Shiatsu um die Nase ist sehr hilfreich bei Schnupfen und bei Nasennebenhöhlenentzündungen, denn es löst den Schleim, erhöht die Durchblutung der Schleimhäute und beruhigt die Entzündung.
✳ Setzen Sie Ihre Fingerspitzen dicht neben dem Nasenbein auf, und drücken Sie sie schräg gegeneinander, als wollten Sie das Jochbein zur Nase schieben. Halten Sie den Druck für einige Sekunden.
✳ Danach drücken Sie mit den Fingerspitzen beider Hände von unten gegen Ihre Backenknochen und halten auch hier den Druck für einige Sekunden.

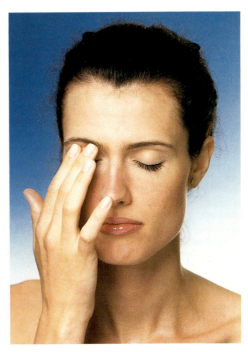

Die Augenmassage – überall schnell durchzuführen – gibt Ihnen rasch neue Frische und Spannkraft.

Für Kopf und Nacken

Vor der Behandlung des Kopf- und Nackenbereichs sollten Sie sich ein mit warmem Wasser getränktes Frotteehandtuch in den Nacken legen, damit er gut durchblutet ist. Zudem stimmt Sie das wohlig auf die kommende Behandlung ein.
✳ Legen Sie beide Daumen am Hinterkopf an den Ansatz der Nackenmuskeln, und üben Sie mit den Daumenspitzen sanften Druck aus, indem Sie den Kopf nach hinten zurücklehnen.
✳ Danach wandern Sie mit den beiden Daumen jeweils etwas weiter nach außen und drücken auf die gleiche Weise wie zuvor, indem Sie den Kopf etwas nach hinten lehnen.

Shiatsu – die Kunst des Berührens

Wenn Sie nervös sind, an Konzentrationsschwäche oder unter Schlaflosigkeit leiden, wird Ihnen diese Shiatsu-Übung helfen.

✳ Nun geht es um den Kopf: Legen Sie die Fingerkuppen beider Hände so auf Ihre Stirn, dass sie sich in der Mitte treffen. Die beiden Daumen ruhen dabei stützend über den Ohren. Lassen Sie dann die Fingerkuppen unter sanftem Druck nach außen gleiten.

✳ Legen Sie nun die Fingerspitzen Ihrer beiden Hände jeweils seitlich an die Schläfen, und üben Sie mit den Handballen Druck auf den Unterkiefer aus; fangen Sie dabei an der Kinnspitze an, und gleiten Sie bis zum Ansatz der Ohren hinauf.

✳ Abschließend legen Sie die Hände seitlich an den Kopf, so dass die Fingerspitzen nach hinten zeigen und die Handballen auf den Schläfen ruhen, und pressen sanft den Schädel. Gleiten Sie dann mit den Händen tiefer, bis etwa über die Ohren, und drücken Sie erneut. Diese Übung hilft gegen Konzentrationsschwäche, Schlafstörungen und Nervosität.

Für den Hals

Diese Shiatsu-Behandlung lockert verspannte Nackenmuskeln und wirkt zudem lindernd bei Halsschmerzen oder Mandelentzündungen.

✳ Legen Sie die Fingerspitzen beider Hände dicht am Hals unter das Kinn, und drücken Sie leicht nach oben. Sollten Ihre Mandeln dabei schmerzen, verringern Sie den Druck, bis die Beschwerden abklingen.

✳ Anschließend legen Sie einen Daumen seitlich unter dem Kinn an den Hals. Die Fingerspitzen dieser Hand platzieren Sie so, dass sie zum Ohr hinweisen. Mit den anderen Hand umfassen Sie stützend Ihr Handgelenk und wandern dann mit leichtem Druck den Hals hinunter.

✳ Zum Abschluss legen Sie die Fingerspitzen beider Hände seitlich an die Luftröhre und drücken sanft. Fangen Sie dazu direkt unter dem Kinn an, und gleiten Sie dann hinunter bis zum Schlüsselbein.

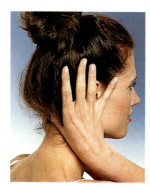

So werden verspannte Nackenmuskeln wieder locker und schmerzfrei.

Für die Schultern

Gerade im Schulterbereich leistet Shiatsu gute Dienste, denn hier sind die meisten Menschen verspannt und haben Schmerzen. Auch bei rheumatischen Beschwerden in diesem Bereich können Sie mit einer regelmäßigen Shiatsu-Behandlung deutliche Besserung erzielen.

✳ Zunächst legen Sie eine Hand mit den Fingerspitzen nach hinten auf die entgegengesetzte Schulter (also etwa die rechte Hand auf die linke Schulter). Mit der anderen Hand stützen Sie Ihren Ellbogen ab. Geben Sie nun der Schulter mit den Fingern und der Handfläche unter kräftigem Druck Shiatsu.

✳ Anschließend heben Sie mit der stützenden Hand Ihren Ellbogen höher, so dass die massierende Hand das Schulterblatt (hinten am Rücken) erreicht. Geben Sie auch hier wieder mit kräftigem Druck Shiatsu.

✳ Nun kommt die andere Schulterseite an die Reihe.

Regelmäßig angewendet hilft das Schulter-Shiatsu auch gegen rheumatische Beschwerden im Schulter- und Rückenbereich.

Wenn die Schultern verspannt sind und schmerzen, schafft eine Shiatsu-Behandlung rasch Linderung.

Für die Brust

Die Brustbehandlung ist besonders wirksam bei Husten, Atembeschwerden und verschleimten Bronchien.

✳ Setzen Sie sich für das Brust-Shiatsu aufrecht auf einen Stuhl. Legen Sie dann beide Hände so auf Ihre Brust, dass die Handflächen seitlich den Brustkorb umfassen, die Finger über den Brustwarzen zu liegen kommen und die Fingerspitzen zum Brustbein (in der Mitte der Brust gelegen) hinzeigen. Üben Sie in dieser Stellung nun sanften Druck aus, und gleiten Sie dann schrittweise, jeweils unter sanftem Druck, immer weiter von außen nach innen, bis sich Ihre Fingerspitzen in der Brustmitte berühren.

✳ Anschließend gleiten Sie massierend Stück für Stück nach unten, bis Sie bei der letzten Brustrippe angelangt sind.

✳ Zum Abschluss legen Sie die Fingerspitzen beider Hände nebeneinander auf das Brustbein und geben ihm – von oben nach unten gleitend – mit sanftem Druck Shiatsu.

Für den Rücken

Auch zur Shiatsu-Behandlung des Rückens sollten Sie in aufrechter Haltung auf einem Stuhl sitzen. Übrigens ist diese Behandlung eine großartige Hilfe gegen hartnäckige Verstopfung, denn sie aktiviert den Dickdarm-Meridian und regt so die Darmperistaltik an.

Das Rücken-Shiatsu hilft nicht nur bei schmerzendem Rücken, sondern auch gegen Verdauungsbeschwerden, insbesondere gegen die hartnäckige Verstopfung, unter der heute viele Menschen leiden.

✳ Legen Sie eine zur Faust geballte Hand mit den Knöcheln in die Mitte Ihres Rückens, etwa in Höhe des Nabels auf der Bauchseite, und drücken Sie mit der flachen anderen Hand so kräftig Sie können auf die Faust.

✳ Danach legen Sie eine Hand mit der Handfläche, wieder in Nabelhöhe, in die Mitte Ihres Rückens, so dass der Handballen und der Daumen auf der einen Seite der Wirbelsäule und die Fingerkuppen auf der anderen Seite zu liegen kommen. Mit der anderen Hand drücken Sie nun mit Daumen und Fingerkuppen genau entgegengesetzt (und zwar so, dass die Fingerkuppen jeweils auf dem Handballen der anderen Hand liegen) auf die Hand am Rücken.

✳ Nun stützen Sie Ihre Hände so in die Hüften, dass die Daumen nach hinten zeigen und die Fingerspitzen jeder Hand vorn auf dem Bauch im Bereich des Darms liegen. Geben Sie nun mit

Das Hara stimulieren

den Handflächen und den Fingerspitzen Shiatsu unter kräftigem Druck.

Für den Bauch

Shiatsu am Bauch, also im Hara-Bereich, stimuliert sämtliche Verdauungsorgane und hilft hervorragend gegen Verdauungsstörungen, vor allem bei Appetitlosigkeit und Verstopfung. Auch die Bauchbehandlung führen Sie wieder im Sitzen aus.

✳ Legen Sie eine Hand auf den untersten Rippenbogen, und stützen Sie sie mit der anderen Hand ab. Schieben Sie dann Ihre Fingerspitzen langsam und unter sanftem Druck unter den Rippenbogen.

✳ Danach wechseln Sie zur anderen Seite des Brustkorbs.

✳ Nun legen Sie eine Hand über den Solarplexus (oberhalb des Nabels gelegen), so dass die Fingerspitzen genau in der Bauchmitte liegen. Die andere Hand fasst stützend die untere. Drücken Sie dann sanft gegen den Bauch.

✳ Anschließend stemmen Sie beide Hände in die Hüften, wobei die Daumen nach hinten und die Finger nach vorn zeigen sollten. Geben Sie nun mit den Handflächen und den Fingerspitzen unter kräftigem Druck Shiatsu.

✳ Danach legen Sie eine Hand schräg oberhalb des Hüftknochens auf den Bauch. Mit den vier Fingern der anderen Hand drücken Sie dann kreuzweise die Finger der unteren Hand in den Bauch.

✳ Diese Behandlung führen Sie dann auch auf der anderen Bauchseite durch.

Für die Arme

Die Behandlung der Arme wirkt sich auch günstig auf Zahnbeschwerden aus und lockert Versteifungen der Schultern.

✳ Legen Sie eine Hand mit den Fingerspitzen nach hinten in die Achselhöhle des anderen Arms (also beispielsweise die

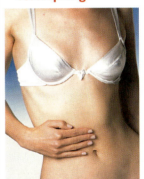

Das Bauch-Shiatsu wird in sitzender Position vorgenommen. Durch sanften Druck auf den Solarplexus werden alle Verdauungsorgane stimuliert. Die Behandlung hilft gegen Appetitlosigkeit und Verstopfung.

Shiatsu – die Kunst des Berührens

Die Shiatsu-Behandlung der Arme und Beine sorgt vor allem für eine gute Durchblutung der Extremitäten. Dadurch werden rheumatische Entzündungen in den Gelenken ebenso verhindert wie das Auftreten von Venenleiden, die zu den gefürchteten Krampfadern führen können.

rechte Hand in die linke Achselhöhle). Der Daumen liegt dabei vorn auf dem Brustmuskel. Massieren Sie die Achselhöhle dann mit sanftem Druck.

✳ Danach gleiten Sie mit den Fingern weiter nach hinten, bis Ihre Fingerkuppen auf dem Schultergelenk zu liegen kommen. Geben Sie auch wieder mit sanftem Druck Shiatsu.

✳ Geben Sie dann dem Oberarm mittels der Greiftechnik (siehe Seite 148) von den Schultern an abwärts außen und innen unter sanftem Druck Shiatsu.

✳ Wenn Sie den Oberarm bis zum Ellbogen behandelt haben, gehen Sie weiter zum Unterarm, dem Sie ebenfalls durch Greifen Shiatsu geben. Der Daumen drückt dabei die Arminnenseite, die vier Finger massieren die Außenseite des Arms.

✳ Nun kommt der andere Arm an die Reihe, den Sie auf die gleiche Weise behandeln.

Für die Beine

Für das Shiatsu an den Beinen setzen Sie sich im Fersensitz auf den Boden; das heißt, Sie winkeln Ihre Beine an und setzen sich mit Ihrem Po auf die Fersen.

✳ Legen Sie einen Ellbogen auf die Mitte des Oberschenkels. Drücken Sie nun mit dem Ellbogen kräftig auf die Oberseite des einen Oberschenkels.

✳ Setzen Sie sich dann mit abgespreizten Beinen auf den Boden, und umfassen Sie mit Ihren beiden Händen ein Bein am Oberschenkel. Die Daumen sollten dabei oben auf der Oberseite des Schenkels, die Finger an den Schenkelseiten liegen, so dass die Fingerspitzen nach hinten weisen.

✳ Wandern Sie dann vom oberen Bereich des Oberschenkels aus mit Ihren beiden Händen nach unten zum Knie, und geben Sie dabei wiederholt mit Handballen und Fingern Shiatsu.

✳ Legen Sie dann die beiden Daumen am Unterschenkel hinten auf den Wadenmuskel und die Fingerspitzen beider Hände

Die Energie spüren

rechts und links vom Schienbein auf die Beinvorderseite. Üben Sie vorn und hinten etwa gleich starken Druck aus. Auf diese Weise wandern Sie hinunter bis zu den Füßen.

* Wechseln Sie nun das Bein, und geben Sie, wie eben beschrieben, Shiatsu.
* Zum Abschluss der Beinmassage verwöhnen Sie Ihre Füße. Dazu stellen Sie einen Fuß aufrecht auf die Ferse und umfassen stützend die Sohle mit den vier Fingern jeder Hand, während die beiden Daumen auf der Fußoberseite, am Rist, unter kräftigem Druck nach oben zu den Zehen wandern.
* Anschließend gehen Sie zu den einzelnen Zehen über, die Sie jeweils am Grundgelenk kreisend massieren.
* Danach massieren Sie Ihre beiden Fußsohlen mit den Daumen beider Hände in kreisenden Bewegungen und unter tief gehendem Druck.
* Zum Abschluss der Fußbehandlung lassen Sie beide Füße, von den Knöcheln ausgehend, locker kreisen. In Japan gilt dieses Fußkreisen als ein bewährtes Mittel für Langlebigkeit und zur Verjüngung.

Nachklingen lassen

Damit ist das Selbst-Shiatsu abgeschlossen. Legen Sie sich mit nach hinten gestreckten Armen flach auf den Rücken, um die Behandlung noch ein wenig nachwirken zu lassen. Die Zehen strecken Sie dabei nach vorn. Bleiben Sie so für einige Minuten liegen, entspannen Sie sich, und atmen Sie dabei tief ein und aus. Dann stehen Sie langsam auf.

Es kann durchaus sein, dass Sie sich in den ersten Minuten etwas benommen und sogar mitunter schwindlig fühlen. Das ist jedoch kein Anlass zur Sorge, sondern vollkommen normal. Schon nach kurzer Zeit werden Sie Ihre Energie im ganzen Körper strömen und pulsieren fühlen und nachvollziehen können, warum Shiatsu so hoch geschätzt wird.

Die Shiatsu-Reise durch Ihren Körper ist nun erst einmal zu Ende. Lassen Sie die Wirkung für einige Minuten in sich nachklingen. Spüren Sie, wie die Lebensenergie jetzt durch alle Organe fließt? Genießen Sie das Wohlgefühl, und freuen Sie sich schon jetzt auf die nächste Übungsstunde.

Fußreflexzonenmassage

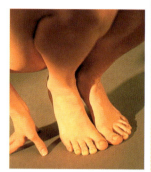

Mit gesunden Füßen sicher und rundum zufrieden im Leben stehen – ein Schritt in diese Richtung ist die Fußreflexzonenmassage.

Die Massage der Reflexzonen erfolgt grundsätzlich an beiden Füßen. Beginnen Sie mit den Kopfzonen, und enden Sie mit den endokrinen Drüsen.

Die Massage der Fußreflexzonen gehört zu den ältesten natürlichen Heilweisen. Die frühesten Verweise datieren auf etwa 3000 v. Chr. Die Behandlung basiert auf der Vorstellung, dass die Füße den gesamten Körper und alle seine Organe verkleinert widerspiegeln. Den verschiedenen Körperteilen und Organen sind bestimmte Zonen an den Fußsohlen, an den Fußinnen- und -außenseiten sowie auf den Fußrücken zugeordnet. Die Füße stellen gewissermaßen eine »Landkarte« des gesamten Organismus dar, in der die Körperteile und Organe entsprechend ihrer Lage im Körper eingetragen sind.

Hände als Heilmittel

Das Massieren der Reflexzonen durch intensives Streichen mit den Fingerkuppen übt einen Reiz auf das Bindegewebe der Unterhaut aus, über den die zugeordneten Organe und Körperbereiche reflektorisch beeinflusst werden können. Wie Sie selbst in den Genuss dieser Behandlung kommen, erfahren Sie auf den folgenden Seiten.

Anwendungsbereiche

Die Anwendungsmöglichkeiten der Fußreflexzonenmassage sind äußerst vielfältig. So lassen sich beispielsweise körperliche und psychische Störungen sowie Schwachstellen des Organismus frühzeitig erkennen. Die Reflexzonenmassage hilft bereits im Vorfeld bei der Erkennung von Beschwerden, sie vermag die Organfunktionen zu regulieren, den Körper tief greifend umzustimmen und Energieabläufe zu harmonisieren. Körpereigene Selbstheilungskräfte werden so aktiviert und das Immunsystem gestärkt.

BEI DIESEN BESCHWERDEN HILFT REFLEXZONENMASSAGE

* Verdauungsbeschwerden
* Kopfschmerzen und Migräne
* Menstruationsbeschwerden
* Hormonelle Störungen
* Schwangerschaftsbeschwerden
* Atemwegserkrankungen
* Leichte Herz-Kreislauf-Störungen
* Rheumatische und arthritische Erkrankungen
* Abnutzungserscheinungen der Muskeln und Knochen
* Allergien
* Verschiedene Hautleiden wie Akne, Neurodermitis oder Schuppenflechte
* Linderung von Zahnschmerzen
* Beschwerden von Nieren und Blase
* Schlafstörungen
* Nervosität und Stress
* Angstzustände und depressive Verstimmungen
* Psychosomatische Erkrankungen
* Als begleitende Behandlung bei schweren Erkrankungen wie Herzleiden oder Tumorerkrankungen

Grenzen der Reflexzonenmassage

Bestimmte Grunderkrankungen sowie akute Gesundheitsstörungen schließen den Einsatz der Reflexzonenmassage als Therapie grundsätzlich aus.

Was tun bei heftigen Reaktionen?

Während der Massage der Reflexzonen kann es zu unvorhergesehenen Reaktionen kommen:

* Empfinden Sie oder Ihr Partner bei der Behandlung einer Zone einen stechenden oder ziehenden Schmerz, heißt dies, diese Zone ist blockiert und deshalb empfindlicher als die anderen Bereiche. Massieren Sie in diesem Fall beruhigend, am besten mit dem Sedierungsgriff (siehe Seite 146).

Aufgrund ihrer zahlreichen positiven und wohltuenden Wirkungen, die sie hinsichtlich Erhaltung und Wiederherstellung der Gesundheit entfaltet, gewinnt die Fußreflexzonenmassage immer mehr Anhänger.

Fußreflexzonenmassage

Der Arzt entscheidet! Reflexzonenmassage ist ohne ärztliche Kontrolle als Selbstbehandlung nicht geeignet. Bei bestehenden Beschwerden müssen Sie vorab Ihren Arzt oder Therapeuten konsultieren.

✳ Werden Ihre oder die Füße des Partners im Verlauf der Massage feucht und trocknen länger nicht mehr, deutet dies auf eine nervöse Anspannung hin. Auch andere Zeichen wie schnelles Atmen und schneller Puls weisen darauf hin. Unterbrechen Sie dann die Behandlung und massieren Sie zwischendurch die Zone des Solarplexus (siehe Seite 170f.). Sobald Sie oder Ihr Partner zur Ruhe gefunden haben und sich auch die Haut wieder trockener anfühlt, fahren Sie mit der Massage fort.

Vorbeugung und Linderung

Die Reflexzonenmassage eignet sich sowohl zur allgemeinen Gesundheitspflege als auch zur Linderung und Behandlung bereits bestehender akuter oder chronischer Störungen Ihrer Gesundheit.

REFLEXZONENMASSAGE IST TABU BEI

✳ Akuten Entzündungen
✳ Schweren Infektionen und hohem Fieber
✳ Akuten grippalen Infekten
✳ Kolikartigen Beschwerden
✳ Infektiösen Erkrankungen am Fuß
✳ Offenen Geschwüren am Fuß oder Bein
✳ Krampfadern

✳ Verletzungen und Wunden am Fuß
✳ Herz-Kreislauf-Beschwerden
✳ Entzündungen im Bereich der Venen oder der Lymphgefäße
✳ Allen Erkrankungen, die eine Operation erforderlich machen
✳ Risikobeladenen Schwangerschaften
✳ Starken und wiederkehrenden depressiven Verstimmungen

Das Grundprogramm

Die folgende »Rundumbehandlung« sollten Sie regelmäßig einmal wöchentlich durchführen. Das komplette Grundprogramm beansprucht etwa eine Stunde. Zur Vertiefung des Themas empfehlen wir das Buch »Fußreflexzonenmassage« von Birgit Frohn, erschienen im Weltbild Buchverlag (ISBN 3-89604-747-7).

Wohltuende Massage für alle Körperzonen

DAS AUSSTREICHEN UNTERSTÜTZT DIE WIRKUNG

Vor und nach dem Grundprogramm sowie jeweils nach beendeter Behandlung einer Zone sollten Sie beide Füße ausstreichen: Streichen Sie mit der einen Handfläche an der Innenseite des Fußes zart von den Zehen zur Ferse und gleichzeitig mit der anderen Handfläche an der Außenseite des Fußes von der Ferse zu den Zehen. Das Ausstreichen unterstützt die Wirkungen der Reflexzonenmassage.

Der Massage der Kopfzonen kommt eine besondere Bedeutung zu. Viele Beschwerden und Befindlichkeitsstörungen, die durch Reflexzonenmassage zu beeinflussen sind, stehen mit dem Kopfbereich in Zusammenhang.

Die Kopfzonen

Die Reflexzonen des Kopfes finden Sie überwiegend in den Zehen. Besonders die beiden Großzehen sind hier von Bedeutung, denn in ihnen ist noch einmal der gesamte Kopfbereich im Kleinen abgebildet.

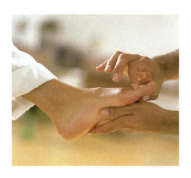
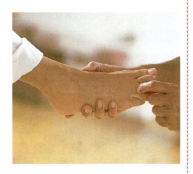
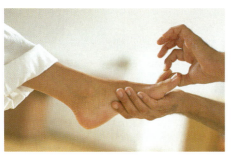

Der Zangengriff ist ideal zur Behandlung der Schneidezahnzonen (li. o.). Die Zonen der Augen werden behutsam kreisend massiert (re. o.). Auch zur Massage der Stirn- und Kiefernhöhlenzonen bietet sich der Zangengriff an (u.).

Fußreflexzonenmassage

So gehen Sie vor

✳ Die Behandlung der Kopfzonen beginnt an den großen Zehen mit der Massage der Reflexpunkte für das Gehirn, einschließlich des Hypothalamus und der Zirbeldrüse. Sie liegen im oberen Bereich der großen Zehen – üben Sie dazu mit dem Daumen auf der Spitze der jeweiligen Großzehe etwas Druck aus. Danach massieren Sie die gesamte große Zehe von oben, von unten, an der Außen- und an der Innenseite mit leicht kreisenden Bewegungen.

✳ Im Anschluss daran behandeln Sie an der Großzehe die Zonen des Mund-, Nasen- und Rachenraumes (der Bereich vom Zehennagel bis zum Großzehengrundgelenk) sowie der Schneidezähne. Dazu halten Sie den Fuß mit der Stützhand fest und massieren mit dem Daumen der anderen Hand quer zur Längsachse des Fußes; nur leicht massieren.

✳ Anschließend folgt die Massage der Kopfzonen an den vier kleineren Zehen, und zwar von der zweiten Zehe nach außen bis zur kleinen Zehe: am Mittelglied der zweiten und dritten Zehe die Zonen der Augen, am Mittelglied der vierten und letzten Zehe die Zonen der Ohren. Massieren Sie alle Zehen von oben, unten und von beiden Seiten; am besten mit sanftem, leicht rotierendem Druck.

✳ Zur Massage der vier Zehenzwischenräume, an denen die Zonen der oberen Lymphbahnen des Kopfes liegen, empfiehlt es sich, die Zehen mit dem Daumen der anderen Hand zu unterstützen und dann mit einem leichten Zangengriff (mit Daumen und Zeigefinger) der anderen Hand unter sanftem Druck kreisend zu massieren.

✳ Als Nächstes massieren Sie die Zone der Hirnanhangsdrüse (Hypophyse) an der Großzehenbeere – etwas länger und aktivierend. Dazu legen Sie die Daumenkuppe ins Zentrum der Großzehenbeere, stützen mit den anderen Fingern die große Zehe ab und lassen dann den Daumen leicht kreisen.

Der Reflexpunkt der Hypophyse findet sich an beiden Großzehenbeeren an jener Stelle, an der der Wirbel des Zehenabdrucks zusammenläuft. Da das Hormonsystem äußerst leicht zu beeinflussen ist, reagiert dieser Punkt auf Druck in aller Regel sehr empfindlich.

Der Kopf bestimmt körperliches und seelisch-geistiges Geschehen

✻ Nun folgen der Bereich der Kopfhöhlen, der Stirn- und Nasennebenhöhlen an den Beeren – den Unterseiten – der vier anderen Zehen. Massieren Sie mit dem gleichen Arbeitsgriff wie die Zone der Hypophyse an der Großzehe: Stützen Sie dazu den zu behandelnden Fuß mit einer Hand ab, und massieren Sie die gesamte Fläche der Zehenbeere mit dem Daumen der anderen, freien Hand. Sobald Sie an der kleinen Zehe angelangt sind, wechseln Sie die Hände und massieren mit dem Daumen die Zehenunterseiten bis vor zur zweiten Zehe.

✻ Abschließend streichen Sie den behandelten Fuß sanft aus (siehe Seite 161) und massieren nun die Kopfzonen Ihres anderen Fußes in der beschriebenen Weise.

Die Zonen des Bewegungsapparates

Die Behandlung der Zonen von Wirbelsäule, Muskeln und Gelenken entspannt und harmonisiert den gesamten Organismus nachhaltig.

Die Massage der Zonen des Bewegungsapparates entfaltet eine überaus tonisierende Wirkung. Sie sollten sich daher ausreichend Zeit für die Massage nehmen.

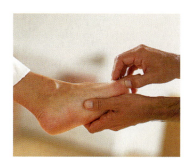
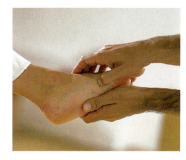
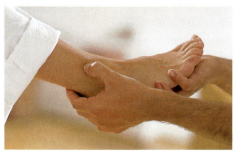

**Die Massage der Wirbelsäulenzone beginnt am Grundgelenk der großen Zehe (li. o.).
Von der Großzehe wird abwärts Richtung Ferse behandelt (re. o.).
Die Ischiasnervzone sollte stets sehr behutsam massiert werden, da dieser Bereich bei vielen Menschen sehr belastet und die zugehörige Zone daher oftmals druckempfindlich ist (u.).**

Fußreflexzonenmassage

So gehen Sie vor

* Die Massage beginnt mit der Behandlung der Halswirbelsäulenzone: Dazu halten Sie den Fuß mit der freien Stützhand im Bereich der Mittelfußknochen fest und massieren mit der Daumenkuppe der anderen Hand quer zur Längsachse des Fußes. Tasten Sie sich drückend und leicht kreisend von der Spitze des Großzeh hinunter bis zum Grundgelenk.

* Anschließend kommt die Reflexzone der Brustwirbelsäule an die Reihe. Hierfür halten Sie den Fuß im Mittelfußknochenbereich und massieren mit dem Daumen der anderen Hand: Beginnen Sie am Grundgelenk der großen Zehe, und massieren Sie bis knapp vor einer gedachten Linie vom Knöchel nach unten. Massieren Sie wie bei der Halswirbelzone.

Wenn Sie von der großen Zehe aus in Richtung Ferse massieren, spüren Sie etwa in der Mitte der Strecke deutlich einen Knochenvorsprung: das Kahnbein. Hier verweilen Sie eine Zeitlang mit Ihrem Daumen, bevor Sie weitermassieren.

* Jetzt folgt der Lendenwirbelbereich, für dessen Massage Sie den Fuß wieder mit der freien Hand halten – diesmal im Bereich der Ferse – und mit dem Daumen der anderen Hand langsam und behutsam unter leichtem Kreisen massieren.

* Im Anschluss wandern Sie mit dem Daumen entlang der Reflexzone wieder vor in Richtung der großen Zehe. Massieren Sie in der beschriebenen Weise drei- bis viermal an der Wirbelsäulenzone entlang von der großen Zehe zur Ferse und von der Ferse wieder zurück.

* Zur Massage der Steißbeinzone nehmen Sie den zu behandelnden Fuß in die Stützhand und stützen ihn im Bereich des Fußballens fest ab. Mit der freien anderen Hand massieren Sie die Steißbeinzone (im Bereich der Ferse) durch festen Druck Ihrer vier Finger. Wiederholen Sie dies zwei- bis dreimal.

* Besondere Aufmerksamkeit sollten Sie der Zone des Ischiasnervs widmen: Sützen Sie den Fuß mit einer Hand ab, und massieren Sie mit dem Zeige- und Mittelfinger der anderen Hand die Ischiaszone – sie liegt etwas oberhalb des Außenknöchels. Von hier wandern Sie massierend zehn Zentimeter nach oben Richtung Knie; zwei- bis dreimal wiederholen.

Rückenschmerzen und Verspannungen nachhaltig lindern

✳ Nach einer kurzen Pause massieren Sie die Reflexzonen des Bewegungsapparates am anderen Fuß in der gleichen Weise.

Die Schultergürtel- und Nackenzonen

Nacken und Schulter werden gesondert behandelt, da dieser Bereich sehr störanfällig ist und hier häufig eigenständige Beschwerden auftreten.

So gehen Sie vor

✳ Als Erstes wenden Sie sich der Schulterzone zu. Stützen Sie den zu behandelnden Fuß wieder mit einer Hand im Bereich der Ferse ab. Mit dem Daumen der anderen Hand massieren Sie mit sanftem Druck die Schulterzone an der Außenseite des Fußes im Bereich des Grundgelenks der kleinen Zehe.

✳ Nun folgt die Massage des Schultergürtels: entlang der Zehengrundgelenkslinie sowohl auf der Fußsohle als auch am Fußrücken. Stützen Sie den zu behandelnden Fuß mit einer Hand an der Ferse ab, und massieren Sie mit Daumen und Zeigefinger der anderen Hand. Beginnen Sie am Kleinzehengrundgelenk, und arbeiten Sie sich vor bis zum Großzehengrundgelenk – abwechselnd auf der Fußsohle und auf dem Fußrücken.

✳ Danach massieren Sie die Nackenzone – unterhalb der Großzehenbeere und über dem Grundgelenk der großen Zehe gelegen. Tasten Sie sich mit der Daumenkuppe in die Vertiefung zwischen Grundgelenk und Zehenbeere, und massieren Sie mit leicht kreisenden Bewegungen von der Innenseite des Fußes ausgehend hinüber in Richtung zur zweiten Zehe.

✳ Im Anschluss daran streichen Sie den behandelten Fuß sanft aus (siehe Seite 161) und massieren die Schultergürtel- und Nackenzonen am anderen Fuß in der gleichen Weise.

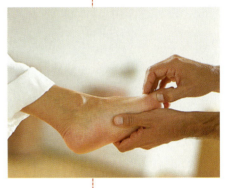

Zur Behandlung der Zone des Nackenbereiches empfiehlt es sich, sanft kreisend zu massieren.

Die Schulterzone massieren Sie mit dem Zangengriff: Dabei liegt der Daumen auf dem Fußrücken, der Zeigefinger auf der Fußsohle. Behandeln Sie mit kreisenden Bewegungen unter kräftigem Druck.

Fußreflexzonenmassage

Die Ellbogenzone bedarf behutsamer Behandlung. Die empfindlichen Sehnen würden zu großen Druck verübeln.

Die Zonen von Armen und Beinen

Die den Beinen zugeordneten Reflexzonen verlaufen an beiden Füßen unmittelbar vor der Auftrittsfläche der Ferse quer über die gesamte Breite des Fußes. Die Zonen der Arme finden sich ebenfalls an beiden Füßen, und zwar quer über den Fußrücken unterhalb der Zehengrundgelenke verlaufend – von der Außenkante des Fußes bis hinüber zum Grundgelenk der großen Zehe. Die Zonen von Knie- und Ellbogengelenk sind an beiden Füßen lokalisiert: Die Kniezone liegt in einer deutlich tastbaren Vertiefung an der Außenseite der Füße, schräg unterhalb des Außenknöchels; die Zone des Ellbogens finden Sie auf beiden Fußrücken direkt unterhalb des Grundgelenks der dritten Zehe.

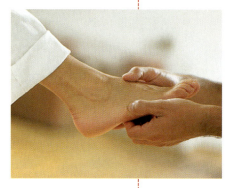

Den Gelenken von Knie und Ellbogen sowie von Armen und Beinen im Allgemeinen sind ebenfalls bestimmte Zonen an den Füßen zugeordnet. Durch Massage dieser Zonen lassen sich Gelenkbeschwerden gezielt behandeln und lindern.

So gehen Sie vor

✳ Die Massage beginnt an der Reflexzone des Beines. Behandeln Sie die Zone, indem Sie mit der Daumenkuppe in kreisenden Bewegungen unter leichtem Druck von der Außen- zur Innenseite des Fußes wandern.

✳ Daran schließt sich die Behandlung der Armzone an, die Sie von der Außen- zur Innenseite des Fußes mit der Daumenkuppe sanft kreisend massieren.

✳ Nun folgt die Kniegelenkzone. Drücken Sie mit der Daumenspitze sanft, unter leichtem Kreisen in die Vertiefung – nachlassen und erneut drücken; vier- bis fünfmal wiederholen.

✳ Den Abschluss bildet die Massage des Ellbogens. Kreisen Sie dazu mit der Daumenkuppe vorsichtig (in diesem Bereich verlaufen Sehnen) in der Ellbogenzone.

✳ Streichen Sie den behandelten Fuß aus (siehe Seite 161), und widmen Sie sich den Zonen von Armen und Beinen am anderen Fuß.

Die Zonen des Lymphsystems

Da das lymphatische System den gesamten Körper durchzieht, ist es schwierig, es durch reflektorische Reize an bestimmten, einzelnen Bereichen zu behandeln. Die im Folgenden beschriebene Massage beschränkt sich deshalb auf jene Körperteile und -bereiche, an denen besonders viele Lymphknoten und -bahnen lokalisiert sind.

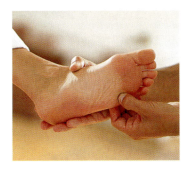 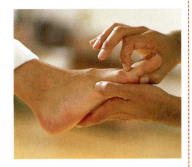

**Die Massage der Achsellymphknoten kann ruhig etwas länger ausfallen (li.).
Die Behandlung der Thymusdrüse entfaltet überaus entspannende Wirkungen auf den gesamten Organismus (re.).**

So gehen Sie vor

✳ Den Auftakt bildet die Behandlung der vier Zonen der oberen Lymphbahnen in den Zehenzwischenräumen – sie finden sich sowohl an der Fußsohle als auch am Fußrücken. Bei dieser Massage kommt ein spezieller Griff zum Einsatz: Streifen Sie mit kräftigem Druck von Daumen und Zeigefinger zugleich (der Daumen liegt dabei auf der Fußsohle) entlang den Mittelfußknochen vor in Richtung Zehennägel, bis Sie die Hautfalte zwischen den Zehen zu fassen kriegen. Diese ziehen Sie langsam weiter, bis Sie spüren, dass die Hautfalte von allein wieder zurückgleiten will. Dann verstärken Sie den Druck von Daumen und Zeigefinger etwas und pressen für einige Sekunden. Massieren Sie auf diese Weise jeden Zehenzwischenraum jeweils dreimal.

✳ Nunmehr geht es an die Massage der Zone für die Lymphknoten in der Achselhöhle: Sie findet sich an den Fußsohlen na-

Die Massage der Lymphzonen verursacht unter Umständen stärkere Schmerzen. Dies liegt an der Belastung des Lymphsystems durch bestehende akute Infekte oder aber eine einseitige Ernährung.

he der gelenkigen Verbindung zwischen kleiner Zehe und fünftem Mittelfußknochen und beschreibt eine leichte Kurve nach oben. Massieren Sie diese Stelle für einige Sekunden mit der Daumenkuppe unter sanftem Druck, und wenden Sie sich dann der entsprechenden Zone am Fußrücken zu.

✼ Anschließend massieren Sie die Zonen der Brustdrüsen, die im mittleren Teil des Mittelfußes auf dem Fußrücken liegen. Ebenfalls mit der Daumenkuppe und unter sanftem Druck kreisend massieren.

✼ Jetzt erfolgt die Massage der Lymphzonen der Leisten- und Beckenregion an den Innenseiten des Fußes, über dem Fußrücken sowie an den Außenseiten.

✼ Danach kommt die Zone der Thymusdrüse an die Reihe, die direkt an der Kante des Großzehengrundgelenkes liegt. Massieren Sie diese Zone mit der Daumenkuppe in Längs- oder Querbewegungen.

✼ Streichen Sie den behandelten Fuß aus (siehe Seite 161), und massieren Sie anschließend die genannten Zonen am anderen Fuß in der gleichen Weise.

✼ Zum Abschluss erfolgt die Massage der Milzzone und daran anschließend die Massage der Wurmfortsatzzone, die sich entsprechend ihrer Lage im Körper jeweils nur an einem Fuß befinden. Die Zone der Milz liegt an der linken Fußsohle und zieht sich in deren Mitte vom dritten bis hinunter zum fünften Mittelfußknochen. Massieren Sie die Zone mit der Daumenkuppe der rechten Hand leicht kreisend in Längsrichtung zum Fußgewölbe; die linke Hand stützt am Fußrücken ab.

✼ Der Reflexbereich des Wurmfortsatzes (Appendix) liegt an der rechten Fußsohle zwischen Würfel- und Fersenbein sowie am äußeren Fußrücken beim Würfelbein. Während die Stützhand am Fußrücken Halt gibt, massieren Sie mit der Daumenkuppe der anderen Hand unter leichtem Druck in kreisenden Bewegungen.

Fußpilz findet sich überwiegend in den Zehenzwischenräumen. Falls Sie oder der von Ihnen behandelte Partner Fußpilz hat, müssen Sie auf die Massage der oberen Lymphbahnen verzichten: Es besteht Infektionsgefahr!

In Indien sagt man: »Atmen ist Leben.«

Die Atemwegszonen
Bei der Massage der Zonen von Lunge, Bronchien und Luftröhre darf der Druck durchaus ein wenig kräftiger sein.

So gehen Sie vor
* Zu Beginn massieren Sie die Luftröhrenzone auf dem Fußrücken. Sie verläuft vom Zehenzwischenraum zwischen der großen und der zweiten Zehe am Fußrücken aufwärts zwischen dem ersten und zweiten Mittelfußknochen bis etwa zur Mitte dieser beiden Knochen. Arbeiten Sie diese Furche mit der Daumenkuppe rhythmisch durch.
* Nunmehr folgt die Massage der Bronchienzonen zwischen den anderen Mittelfußknochen. Arbeiten Sie wieder mit der Daumenkuppe in rhythmischen Bewegungen; beginnen Sie jeweils an den Zehengrundgelenken, und arbeiten Sie sich in Richtung Fußgelenk vor.
* Nun wenden Sie sich der Lungenzone zu, indem Sie diese jeweils von der Kleinzehenseite in Richtung Fußmitte hin massieren. Massieren Sie kreisend und unter sanftem Druck, während die andere Hand den Fuß abstützt.
* Anschließend bearbeiten Sie die Reflexzonen der Luftröhre und der Bronchien auf der Fußsohle. Beginnen Sie wieder bei der Luftröhrenzone: Wandern Sie von den Zehenzwischenräumen abwärts bis etwa zur Mitte der Mittelfußknochen.
* Danach streichen Sie den Fuß aus (siehe Seite 161) und behandeln den anderen Fuß in der gleichen Weise.

Die Zonen von Herz und Kreislauf
Die Massage der Herz- und Kreislaufzonen bedarf sanfter Zurückhaltung. Arbeiten Sie am besten nur mit der Daumenkuppe, und üben Sie nur äußerst leichten Druck aus.

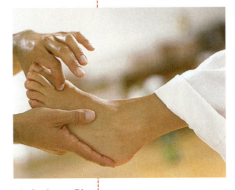

Beginnen Sie mit der Massage der Luftröhrenzone.

Im Vergleich zu den oftmals sehr ineinander verwobenen Reflexzonen anderer Organsysteme sind die Zonen der Atemwege klar und übersichtlich angeordnet: Sie finden sie alle im Bereich des Mittelfußes.

Fußreflexzonenmassage

Wenn bei der Behandlung der Herzzone Schmerzen auftreten: Massage umgehend abbrechen!

So gehen Sie vor

* Entsprechend seiner Lage im Körper befindet sich die Zone des Herzens auch nur am linken Fuß. Während die Stützhand den Fuß vom Fußrücken her hält, massieren Sie mit der Daumenkuppe der freien Hand in streichenden Längsbewegungen zur Fußmitte hin einige Male sanft über die Herzzone.
* Am rechten Fußrücken streifen Sie mit einem leichten Zangengriff entlang den Furchen der Mittelfußknochen vor zu den Zehenzwischenräumen, um die Kreislaufzonen zu behandeln. Der Daumen sollte dabei an der Fußsohle liegen, der Zeigefinger am Fußrücken.
* Streichen Sie den behandelten Fuß abschließend sanft aus (siehe Seite 161), und massieren Sie dann den linken Fußrücken in der gleichen Weise.

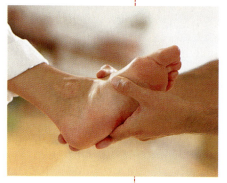

Die Zonen von Solarplexus und Zwerchfell

Die Behandlung dieser Zonen ist besonders bei Stress, emotionaler Unausgeglichenheit, Nervosität und Schlaflosigkeit zu empfehlen.

Die Behandlung der Solarplexuszone wirkt in stressintensiven und belastenden Phasen häufig »wahre Wunder«. Sie macht im Nu ruhiger und gelassener und löst die Anspannung.

So gehen Sie vor

* Die Behandlung beginnt mit der Zone des Zwerchfells – einem schmalen Streifen, der direkt unterhalb der Auftrittsfläche des Zehenballens beginnt und sich über die gesamte Fußsohle zur Außenseite zieht. Massieren Sie die Zone zunächst am rechten Fuß sanft kreisend mit der linken Daumenkuppe; von der Fußaußenseite ausgehend hin zur Innenseite. Wiederholen Sie diese Behandlung zwei- bis dreimal.
* Danach streichen Sie den Fuß aus (siehe Seite 161) und massieren die Zwerchfellzone am linken Fuß mit der rechten Daumenkuppe in der beschriebenen Weise.

Reflexzonenmassage regt die Leberfunktionen an

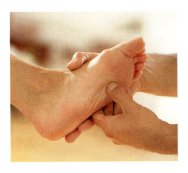 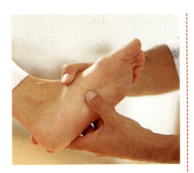

Sanfte Kreisbewegungen mit der Daumenkuppe sind die beste Behandlung für die Zwerchfellzone (li.). Der Spezialgriff zur Behandlung der Solarplexuszone kann alternativ auch nur mit einer Daumenkuppe durchgeführt werden. Der Daumen der freien Hand dient dann zur Stütze des Fußes (re.).

✳ Zur Massage der Solarplexuszone, die an beiden Fußsohlen im Bereich des Mittelfußes unterhalb der zweiten und dritten Zehe liegt, gibt es einen Spezialgriff: Legen Sie dazu Ihre beiden Daumenkuppen flach und ohne festen Druck in das Grübchen unter dem Fußballen. Die anderen Fingerkuppen liegen leicht auf dem Fußrücken und geben den Füßen Halt. Verweilen Sie für acht bis zehn Minuten in dieser Haltung, und versuchen Sie, sich dabei so gut wie möglich zu entspannen.

Die Zonen der Verdauungsorgane

Verdauungsstörungen oder andere Probleme im Magen-Darm-Trakt entwickeln sich heute geradezu zu einer Volkskrankheit. Die Reflexzonenmassage vermag zahlreiche Beschwerden im Verdauungssystem spürbar zu lindern.

So gehen Sie vor

✳ Massieren Sie sanft kreisend mit der Daumenkuppe die Magenzone von der Fußinnenseite aus in Richtung Fußmitte; beginnen Sie am rechten Fuß. Anschließend bearbeiten Sie die Zone des Zwölffingerdarms, die direkt darunter liegt.

✳ Nun massieren Sie mit der Daumenkuppe am rechten Fuß die Leber- und die Gallenblasenzone und zwar jeweils von der Fußaußenseite hin zur Fußmitte.

✳ Jetzt massieren Sie mit der leicht kreisenden Daumenkup-

Achtung! Bei einem Verdacht auf ein Magengeschwür dürfen Sie die Magenzone in keinem Fall massieren.

Fußreflexonenmassage

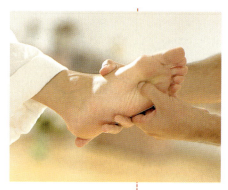

Die Behandlung von Magen- und Zwölffingerdarmzone stellt den Beginn der Massage der Verdauungsorgane dar, denn diese beiden Organe bilden auch den Anfang des Verdauungskanals.

pe zuerst an der rechten, dann an der linken Fußsohle die Zone des Dünndarms. Massieren Sie jeweils von der Fußinnen- hin zur Fußaußenseite. Die freie Hand stützt den Fuß an der Ferse ab.

✱ Anschließend massieren Sie die Dickdarmzone am rechten Fuß. Sie beginnen im äußeren Fersenbereich des rechten Fußes in der Zone des aufsteigenden und massieren hinauf bis zur Zone des quer liegenden Dickdarms. Dann wechseln Sie auf den linken Fuß über und massieren die Zone des quer liegenden weiter bis zur Zone des absteigenden Dickdarms.

✱ Danach massieren Sie mit einer kreisenden Massage der Daumenkuppe zuerst an der linken Fußinnenseite, dann an der rechten die Mastdarm- und Afterzonen.

Die Harnwegs- und Nierenzonen

Die Zonen der harnableitenden Organe sollten Sie stets sehr sanft und behutsam behandeln.

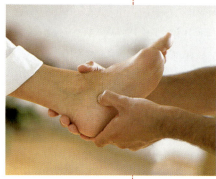

Die Blasenzone kann leicht schmerzen – deshalb nur ganz sanft massieren.

So gehen Sie vor

✱ Massieren Sie die Nierenzone am rechten Fuß mit der rechten Daumenkuppe unter sanften und rhythmischen Druckbewegungen; die linke Hand dient dabei als Stützhand. Danach behandeln Sie, ausgehend von den Nierenzonen, mit dem linken Daumen die Harnleiterzonen bis zur Blasenzone.

✱ Die Blasenzone sowie die Blasenschließmuskelzone des rechten Fußes massieren Sie anschließend mit der Daumenkuppe behutsam von der Fußsohle aus in Richtung Fußknöchel.

✱ Nun streichen Sie den Fuß sanft aus (siehe Seite 161).

Die Zonen der Beckenorgane

Die Massage der Zonen der Beckenorgane kann durchaus kräftiger erfolgen.

So gehen Sie vor

✳ Beginnen Sie mit dem rechten Daumen am rechten Fuß mit der Reflexzone der Eierstöcke bzw. Hoden, die unterhalb des Außenknöchels liegen. Massieren Sie mit der Daumenkuppe unter sanften, rhythmischen Bewegungen.

✳ Danach wandern Sie mit Ihrem rechten Daumen über die Eileiterzone am Fußrücken hinweg zu den Reflexzonen von Gebärmutter und Prostata an der Fußinnenseite. Die Gebärmutter- bzw. die Prostatazone behandeln Sie durch großflächiges Kreisen mit der Daumenkuppe.

Achtung! Bei der Massage der Beckenorgane dürfen keine konkreten Beschwerden, z. B. Infektionen, vorliegen.

Die Zonen der endokrinen Drüsen

Auch die Reflexzonen der endokrinen Drüsen können Sie in der Regel kräftiger massieren.

✳ Beginnen Sie mit der Massage der Schilddrüsenzonen am rechten Fuß unter kreisenden Bewegungen der Daumenkuppe von der Fußmitte aus über den Ballen.

✳ Weiter geht es mit der Massage der Bauchspeicheldrüsenzone am rechten Fuß, die Sie mit der Daumenkuppe sanft und rhythmisch aus der Fußmitte heraus behandeln.

✳ Nun behandeln Sie die Nebennierenzonen. Arbeiten Sie dazu mit der rechten Daumenkuppe in ryhthmischen Druckbewegungen. Die linke Hand dient als Stützhand.

Achtung! Liegen Störungen und Beschwerden in den entsprechenden Organen vor, sollte die Massage unbedingt sehr sanft erfolgen.

Entspannender Abschluss

Damit ist das Grundprogramm beendet. Streichen Sie beide Füße noch einmal sorgfältig aus (siehe Seite 161), eventuell auch die Beine bis zu den Oberschenkeln. Anschließend sollten Sie nun noch eine Weile ruhen.

Über dieses Buch

Impressum

Es ist nicht gestattet, Abbildungen und Texte dieses Buchs zu digitalisieren, auf PCs oder CDs zu speichern oder auf PCs/Computern zu verändern oder einzeln oder zusammen mit anderen Bildvorlagen/Texten zu manipulieren, es sei denn mit schriftlicher Genehmigung des Verlages.

Weltbild Buchverlag
– Originalausgaben –,
Augsburg
© 2003 Verlagsgruppe Weltbild GmbH,
Steinerne Furt 67,
86167 Augsburg
Alle Rechte vorbehalten

14., vollständig überarbeitete und erweiterte Auflage 2003

Redaktion: Michael Kraft
Illustrationen: Sascha Wuillemet, München
Umschlaggestaltung: X-Design, München
Umschlagmotive (U1, U4): Susanne Kracke, München
Grafische Gestaltung und DTP/Satz: Dirk Risch, Berlin
Druck und Bindung: Offizin Andersen Nexö Leipzig GmbH – ein Unternehmen der Union Verwaltungsgesellschaft, Spengleralle 26–30, 04442 Zwenkau

Gedruckt auf chlorfrei gebleichtem Papier

Printed in Germany

ISBN 3-89604-827-9

Die Autorin des Buches

Marlene Weinmann studierte Humangenetik und Ethnologie in München und Wien. Sie publiziert seit mehreren Jahren als Fachautorin und Wissenschaftsjournalistin mit den Themenschwerpunkten »Gesundheit«, »Ernährung« und »Alternative Heilmethoden« in Fachzeitschriften und arbeitet für verschiedene Rundfunkanstalten. Ihr besonderes Interesse gilt fernöstlichem Heilwissen, z. B. der chinesischen und japanischen Medizin sowie der alten indischen Heilkunde Ayurveda. Marlene Weinmann lebt und arbeitet in München und in ihrer Heimatstadt Wien.

Haftungsausschluss

Die Inhalte dieses Buches sind sorgfältig recherchiert und erarbeitet worden. Dennoch können weder Autorin noch Verlag für alle Angaben im Buch eine Haftung übernehmen.

Bildnachweis

Foto Traudel Bühler, Augsburg: 2, 6, 7, 8, 11, 13, 27, 33, 35, 139; DAO Verlag, Hamburg: 4, 10 (Klotz, Brigitta Hamburg); Jens Kron, Augsburg: 19; Mauritius Die Bildagentur GmbH, Mittenwald: 158; Dominik Parzinger, München: 5, 6, 161 (3), 163 (3), 165, 166, 167 (2), 169, 170, 171 (2), 172 (2);Premium Stock Photography GmbH, Düsseldorf: 28 (Marley, J.-C.), 141; THE STOCK MARKET PHOTO AGENCY, INC., Düsseldorf: 30 (Keller, M.); Studio für Illustration und Fotografie Sascha Wuillemet, München/Model: Krisztina Dési (Modelagentur faces, München): 4, 5, 20, 22, 25, 26, 41, 43, 44, 46, 48, 49, 51, 134, 148, 149, 151, 152, 153, 155; die gesamten Illustrationen wurden von Sascha Wuillemet angefertigt; ZEFA Zentrale Farbbild Agentur GmbH, Frankfurt am Main: 17 (Weir, R.), 136, 147

Literatur

Frohn, Birgit: Fußreflexzonenmassage. Weltbild Buchverlag. Augsburg 19992
Jarmey, Chris/Mojay, Gabriel: Das große Shiatsu Handbuch. Econ Taschenbuch Verlag. Düsseldorf 1996
Koch, Heinrich: Traditionelle Chinesische Medizin. Schattauer Verlagsgesellschaft. Stuttgart 1995
Kuan Hin, Dr.: Chinesische Massage und Akupressur. Hallwag Verlag. Bern/Stuttgart 1988
Schott, Heinz: Die Chronik der Medizin. Chronik Verlag Harenberg. Verlags- und Mediengesellschaft. Dortmund 1993

Register

Akupressur 8ff., 21, 24, 45ff., 27, 60, 138
Akupressurpunkte 29, 40, 45, 55, 58f., 161f.
Akupunktur 28, 38, 48, 76, 135
Alkohol 90ff.
Anma 135f.
Appetitlosigkeit 62ff., 155
Asthma 50, 64f., 133
Atemwegszonen 169
Augen 34, 16, 61, 90, 120f., 132f.
Augen-Shiatsu 150f.
Ausstreichen 161, 173

Bauchschmerzen 65ff., 124
Bauchspeicheldrüse 61
Beckenorgane 173
Beinschmerzen 133
Bettnässen 67ff.
Bewegungsapparat 163ff.
Blähungen 70f., 131
Blase 16, 32, 36, 41ff., 61, 67, 72
Blasenentzündung 72f.
Blasen-Meridian 41
Blut 32ff., 65, 91
Blutdruck 50, 56, 74ff., 104ff., 132
Bronchitis 50
Brustbereich-Shiatsu 153f.

Chincsische Heilrezepte 67, 76, 83, 85f., 94, 97, 100, 110, 116, 118, 121, 126, 128

Darmstörungen 41
Daumentechnik 148f.
Depressive Verstimmungen 109f., 159

Dickdarm-Meridian 41
Disharmonie 13f., 90
Dreifacher Erwärmer 30, 35f., 61, 72, 82, 85, 91
Dreifacher-Erwärmer-Meridian 40
Dreifingertechnik 149
Druckpunkte 29, 40, 45, 55, 58f., 161f.
Druckpunktmassage 8ff., 14, 18, 21, 24, 27, 134f.
Dünndarm-Meridian 41
Dünn- und Dickdarm 16, 32, 35f., 41, 61
Durchblutungsstörungen 76f., 156
Durchfall 50, 78ff., 85

Endokrine Drüsen 158, 173
Energien, die fünf 13
Ernährung 21f., 91f., 104, 106, 125
Erkältungen 22, 80ff., 132
Endorphine 29
Entzündungen 50, 160
Ekzeme 132
Energiefluss 38, 137ff., 142ff.
Elemente, die fünf 14ff., 21, 30, 60f.

Fieber 50, 66, 80, 132
Fußmassage, Shiatsu 157
Fußreflexzonenmassage 158ff.

Gallenblase 16, 32, 36, 41f., 61, 83ff., 133
Gallenblasen-Meridian 41
Ganzheitliche Heilung 12
Gedächtnis 31
Geistige Störungen 32, 42

Gelenkbeschwerden 41, 43, 113, 133
Grifftechniken 40, 45ff.

Haar 16, 35, 61
Halsweh 81ff., 152
Hämorrhoiden 85f.
Hara 141f.
Harmonisierung 126ff.
Harnwegszonen 172f.
Haut 16, 32, 42, 56, 61
Heiserkeit 81ff., 133
Herz 16, 31ff., 56, 61, 133, 169f.
Herz-Meridian 42
Hexenschuss 87f.
Hormonstörungen 41, 97
Hüftbeschwerden 114f.
Husten 80ff., 133

Immunsystem 26
Infektionen 50, 56, 160
Ischias 87f., 132, 163f.

Jitsu 140, 146

Ki 134, 147
Kinder 57, 69, 78, 80, 133
Kniebeschwerden 114f., 132
Knochen 16, 34, 61
Konzentration 88ff., 152
Konzeptionsgefäß 39, 44
Kopfschmerzen 41, 55, 60, 74, 80, 90ff., 132f.
Kopf- und Nacken-Shiatsu 151
Kopfzonen 158, 161ff.
Körpersignale 54f.
Kosmos 10f., 14, 18
Krampfadern 156, 160
Kreislauf 42ff., 56, 60f., 169f.
Kurzbezeichnungen der Akupressur-Punkte 60

Register

Kyo 140, 145

Lebensenergien 20f., 33, 36f., 41, 65, 90ff., 147
Leber 16, 32, 34, 61
Leber-Meridian 42
Leitbahnen 20, 25f., 29ff., 37ff., 48, 53, 131, 138f., 161
Lungen 16, 32f., 42, 61, 111
Lungen-Meridian 42
Lymphsystem 167f.

Magen 16f., 32, 35, 61ff., 94ff., 131f.
Magen-Meridian 43
Mandelentzündung 132, 152
Massage, lokale 115f.
Meisterpunkte, die zwölf 131ff.
Menstruationsbeschwerden 43, 50, 97ff., 159
Meridiane 20, 25, 29, 37ff., 53, 131, 138f.
Meridianpunkte 46, 48f., 51ff., 62
Migräne 159
Milz 16, 32ff., 51, 61, 70, 78, 88, 91f.
Milz-Pankreas-Meridian 43
Moxibustion 46, 48ff., 57, 94ff., 99f.
Mund 16, 61
Muskeln 16, 26f., 34, 43, 61, 87

Nackenschmerzen 100ff., 113, 133
Nackenzonen 165
Nägel 34, 61
Nahrungsmittel 16, 19, 21, 104
Nasenbereich-Shiatsu 151
Nasenbluten 102f.
Nasennebenhöhlenentzündung 103f.
Nervosität 41, 43 50, 65, 108

Nieren 16, 32, 34ff., 61, 64, 67, 74, 87f.
Nieren-Meridian 43
Nierenzonen 172f.

Ödeme 106f.
Ohren 16, 35, 61
Ohrläppchendrücken 130
Ohrmassage 112
Osteoporose 126

Pankreas 61
Perikard 32f., 44
Periodenbeschwerden 43, 50, 97ff.
Potenzstörungen 43
Psychische Probleme 27, 94, 108ff., 116

Qi 18, 20f., 33f., 36f., 41, 65, 76, 90f., 134, 147

Raucherentwöhnung 111ff.
Rheuma 113ff., 156
Rückenschmerzen 74, 91, 119, 132f.

Schlafmangel 91, 93, 152
Schlafstörungen 31, 50, 74, 116ff., 133, 152
Schlafwandeln 118
Schnupfen 80ff., 132
Schultergürtelzonen 165
Schwächezustände 31, 43, 46
Schwangerschaft 56, 97, 119f.
Sedieren 46, 140, 146
Seelische Beschwerden 42ff., 97
Sehstörungen 120f.
Selbstmassage, Shiatsu 150ff.
Sexualität 43f., 56, 122f., 133
Shiatsu 8f., 134ff.
Shiatsu, Arme 155f.

Shiatsu, Bauch 155
Shiatsu, Beine 156
Shiatsu, Rücken 154
Shiatsu, Schulterbereich 153, 155
Shiatsu-Techniken 146ff.
Solarplexus 155, 160, 170f.
Sonnenstich 92, 132

Tao, Taoismus 8, 18f.
Tao Yin 135
Temperaturbereiche, von Nahrungsmitteln 23
Tennisellbogen 116, 132
Tonisieren 46, 140, 145f.
Tsubos 134, 139

Übelkeit 60
Überarbeitung 91, 93, 106, 116

Verdauung 33, 36, 40, 42f., 78, 131, 154f.
Verdauungsorgane 171f.
Verstopfung 85, 124ff., 131, 154f.

Wechseljahrebeschwerden 126ff., 133

Xue 65, 90

Yang-Typ 20
Yin-Typ 20
Yin und Yang 18ff., 39f., 51, 74
Yin- und Yang-Organe 31ff., 61
Yin-Yang-Meridiane 44

Zähne 61, 129
Zahnschmerzen 129f., 132, 155
Zunge 32, 61
Zwerchfell 170f.

176